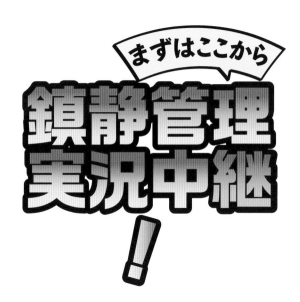

まずはここから

鎮静管理実況中継！

監修 ● 荻野祐一
香川大学医学部麻酔学講座 教授

著 ● 駒澤伸泰
香川大学医学部地域医療共育推進オフィス 特命教授

中外医学社

●主要登場人物紹介●

黒澤先生
讃岐医科大学医学教育学講座の教授.「実況中継, 心肺蘇生」
や「実況中継, 麻酔科研修シリーズ」では北大阪医科大学に
在籍していた.

国政師長
讃岐医科大学看護学部教員, 教育担当師長. かつて黒澤先生
と同じ大学で看護学生として学んでいた. 病院看護師の教
育にも携わっている.

中山先生
讃岐医科大学麻酔科教育主任. 学生時代はサッカー部に所
属していた. 現在は診療参加型臨床実習の真っただ中である.

渡辺先生
消化器内科レジデント. 緩和医療に少し興味がある. 学生時
代は茶道部所属. 冷静沈着である. 実況中継, 第1巻～第4
巻参照.

桑野先生
小児科レジデント. 学生時代はバスケットボール部の所属で,
チームスポーツを通じて医療もチーム性が大切ではないか
と考えている.

藤田先生
外科レジデント. 学生時代はラグビー部に所属していた.

松上先生
麻酔科所属.
大学時代は, E.S.S.に所属していた. その小柄な見た目とは
裏腹にガッツがあり, 頭脳明晰. 将来は, 小児周術期管理の
プロフェッショナルを目指している.

監修の言葉

「中途半端な鎮静は全身麻酔より危険だから気をつけた方が良い」

　これは，私が麻酔科研修医の時に上級医に言われた言葉であり，さらに続けて「中途半端な鎮静をするくらいだったら全身麻酔した方が余程安全」と言われた事を良く憶えている．今でも他科医師から「先生，患者さんをちょっと眠らせてもらえませんか」などと言われてしまうのだが，その「ちょっと眠らせる」が一番危ない．そのことを理解していない医療従事者はまだまだ多い．

　この鎮静に対する危機感の薄さは，先ず医療従事者が「鎮静の連続性」という概念をしっかりと理解していないことに端を発している．本書では，現場のカンファレンスを模した“実況中継”という形を取りながら，「鎮静の連続性」（図1-4，p.9）の理解に始まり，実際の事故例から鎮静の危険性，鎮静前・中・後の評価，鎮静薬投与の原則，危機対応と，読み進めて行くほどに理解が深まるよう構成されている．さらに本書が単なる鎮静マニュアルと一線を画すのは，終盤において過鎮静事故を最小化するために重要かつ必要な事として「多職種連携の重要性と病院全体のシステム化の必要性」を挙げ，病院全体の安全管理システム構築にまで踏み込んでいる点だ．

　鎮静に対する理解に乏しい状態は，全国的な医療機関の問題と言っても過言ではない．当院（香川大学医学部附属病院）においても“鎮静ワーキンググループ”が組織され，私自身もそのグループ長として，この「多職種連携の重要性と病院全体のシステム化の必要性」を痛感している．実際，各科で運用している鎮静ガイドラインは驚くほどバラバラで，例えば鎮静度スコアに関して，ある科はラムゼイ・スコアだが，他の科はリッチモンド・スコアを用いていたり，また退室基準に関しても曖昧だったり…とにかく鎮静に対するグランドデザイン（大枠の方向性）が

無い状態なのだ．これでは，いざ鎮静事故に対応する際，医療従事者同士の意思疎通が取りづらい「対立・無責任」モデル（図 8−5, p.94）の典型例になりかねない．そういった差し迫った危機感から，先ずは鎮静度スコアと退室基準を院内で統一し，普段からのシミュレーション学習により「共有・協調」モデル（図 8−5）へと近づけ，より安全で快適な鎮静を実現するシステム構築が必要と感じている．

　本邦の鎮静に対する安全管理システム構築はまだ途上にある．本書は研修医だけでなく，専攻医・指導医・看護師・臨床工学技士・放射線技師と，医療に関わる全ての職種に読んでいただきたい．そして共に鎮静に対するコンセンサス（共通認識）を作り上げ，われわれ医療従事者自身も安全で快適な鎮静の恩恵を享受しようではないか．

　　2024 年　初夏

香川大学医学部麻酔学講座　教授

荻 野 祐 一（OGINO Yuichi）

目 次

プロローグ

　鎮静は患者さんの苦痛を緩和して，処置や検査を受けていただくために必須の医療行為です．この鎮静は全ての診療科やほとんどのメディカルスタッフが関わります．鎮静は危険な医療行為だとわかっていても，鎮静医療安全を高めていく方法は難しいのが現状です．

　鎮静医療安全を向上させるためには，
　①鎮静の危険性認識と，ガイドラインの理解
　②各診療科における鎮静問題点の抽出
　③多職種連携による検討とシステム改善
の3つが必要です．特に最近，医師・歯科医師・看護師・薬剤師・臨床工学技士を含めた多職種連携・多職種協働が必要不可欠だと感じ，多職種で読める実況中継書籍を作成しました．

　この本は，そのようなニーズを持つ全てのメディカルスタッフのための実況中継です．この本は皆様の施設で鎮静医療安全を向上するための大きなヒントになるはずです．1,500名以上が受講した医学シミュレーション学会の鎮静トレーニングコースの書籍版ですので，「読む，鎮静トレーニングコース」と言えるでしょう．

　設定は「麻酔科研修，実況中継」シリーズのスピンオフバージョンです．讃岐医科大学の医学教育学教授となった黒澤教授は，医療安全推進部からの依頼で，鎮静医療安全のための講習会を行うことになりました．

　讃岐医科大学の麻酔科教育主任となった中山先生は，内科系，外科系診療科における鎮静医療安全向上のために奔走することになります．また，看護学部の教員であり病院看護部の教育担当師長である国政（くにまさ）師長も共に鎮静医療安全を高めようとしています．

　物語は，黒澤教授室で，中山先生，国政師長が鎮静の医療安全をいかにして進めていくかを話し合うところから始まります．

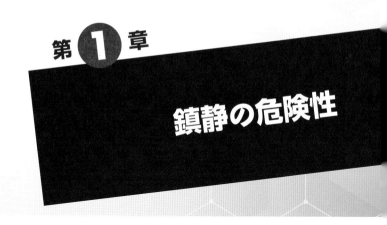

第 1 章　鎮静の危険性

Introduction

　鎮静は，施設や診療科により方法が統一されておらず，危機管理および教育システムも確立していないのが現状です．
　様々な報道にあるように，鎮静事故は少なからず発生しています．患者さんの苦痛を取るための鎮静という医療が，どうして患者さんの危険につながってしまうのでしょうか？
　ここは，讃岐医科大学病院．瀬戸内海に面した地域中核病院です．ストーリーは麻酔科新教育主任の中山先生と看護学部教員であり，病院の教育担当師長である国政師長が，医学教育学の黒澤教授とディスカッションするところから始まります．

■ 鎮静の危険性

　黒澤教授，お呼びでしょうか？　あっ，看護の国政（くにまさ）師長もおられますね．

　いや，中山先生，一つお願いしたいことがあります．鎮静の教育システム構築を是非とも先生にやっていただきたいので

す．病院の教育担当としても全面的に協力します．

　はい，病院看護部でも鎮静前後の看護ケアが問題になっており，是非とも多職種での教育システムが必要だと思います．

　鎮静ですか？内視鏡，気管支鏡，小児 MRI で行われている鎮静管理のことでしょうか？

　そうだよ，その鎮静だよ．新聞報道をにぎわしているように鎮静による事故が非常に多いからね．もちろん，防げないものもあるかもしれないが，防げるものも当然あるよ．この事例を見てみてね **表 1-1**．

表 1-1 ● 鎮静医療事故の事例 1（一部改変）

過鎮静による呼吸抑制
- 83 歳女性　脳出血のため入院
- MRI 検査を受ける際に，患者体動が激しく，頭部固定のため，鎮静薬としてミダゾラムを投与
- 女性は直後に呼吸不全に陥り，約 4 時間後に死亡
- 死因は低酸素性心停止
- 検証の結果，10 倍希釈するはずのミダゾラムを，希釈せずに投与したことが発覚

　脳出血時の過鎮静のケースですね．鎮静薬過剰投与はどこにでもある悲しい医療事故ですね．

　この事故はもし手術室だったら起こっていただろうか？　過剰投与でもモニタリングが適正になされていれば，早期に気づいただろうし，緊急時対応の訓練が行われていれば，気道確保等も迅速に行えたと思うのだよ．

　おそらく，モニタリングや緊急対応の整備が甘かったと判断されたのでしょうか？

　もう一つ，事例があるよ．鎮静終了後の再鎮静に関する事故だね **表 1-2**．

表 1-2 ● 鎮静医療事故の事例 2（一部改変）

鎮静作用再発現
- 内視鏡検査後に乗用車事故を起こし訴訟
- 「内視鏡検査時の鎮静薬の合併症と考えられる危険運転」として病院が1,120万円支払い
- 使用鎮静薬はミダゾラムでフルマゼニルという拮抗薬を使用して覚醒
- しかし，鎮静薬よりも拮抗薬の半減期は短く，再効果発現が発生
- 「病院側の説明義務違反により起きた交通事故」という判決

 　内視鏡検査の後に車の運転を許可するなんて．おそらく，ミダゾラムやジアゼパムを使用し，その後フルマゼニルで拮抗して，再鎮静が発生したのでしょうね．

 　病棟帰室後に呼吸抑制が発生するインシデントもあります．特に鎮静現場を目の当たりにしている訳ではない病棟看護師にとってはイメージしにくいので非常にストレスです．

 　そうだね，**個々の医療従事者が鎮静薬よりも拮抗薬の作用時間が短いことを知っていれば防げたことだし，退院基準として付添人の必要性と車の運転禁止等を理解していればこの事故は起こらなかった．**

 　怖いですね．どうしてこんなことが起こるのでしょうか？小児 MRI も同様に怖いですよね．

 　そうだね，小児は安静を保てないことがほとんどだから，MRI 時の鎮静は必須だよね．ただ，何か手術をしたりするわけではないので，鎮静深度の調整が非常に難しい．さらにモニタリングも制限されてしまうからね．

 　なるほど．私たち手術室医療者は，多くのモニタリングに囲まれているけれど，手術室外は違いますね．

 　さらに，我々ほど鎮静薬や鎮痛薬に慣れていないことも多いからね．

そうです．多職種が鎮静のメカニズムと危険性についてある
程度イメージできるような教育体制が必要なのです．

■ 鎮静の危険性

　消化器および呼吸器内視鏡検査や歯科治療，小児 MRI 検査など，鎮
静が広く行われています．これらの鎮静は，内視鏡室など手術室以外
で行われており，手術室や救急初療室のようなモニター設備，緊急時
に必要な備品が十分備わっていないことも多いのです．

　米国の調査では，鎮静に関する死亡は，手術室内より手術室外で行
われた症例が多く，原因として呼吸原性が多いと報告があります．さ
らに，死亡原因として，実施される処置や検査に対する理解に比べて，
鎮静に対する理解と副作用対策の欠如が指摘されています．

　**あらゆるメディカルスタッフや研修医が鎮静・鎮痛薬投与方法，鎮
静深度の評価，鎮静時の呼吸・循環管理を学ぶことは，効果的な鎮静
を実施する役に立ちます．**

● 鎮静事故の背景にあるもの

　　　**医療安全のアプローチとして，個々の医療者が注意すべき点
とシステムとして改善すべき点の 2 つがあります．** もちろん，
システム面では医療安全推進室が全面的にバックアップして病
院全体のシステム作りを行うよ．今大切なことは，それぞれの
医療従事者に対する鎮静教育だよ．

　　　鎮静は現代医療に必須ですが，『患者さんの苦痛を取ろうと
いう患者さん思いの行為が危険なことにつながる』という難し
さがあるので教育も難しいと思います．鎮静教育の最初は，鎮
静の危険性を知ることでしょうか？

表 1-3 ● 鎮静事故の背景

- 鎮静薬使用に対する甘さ
  （投与量を確認しない）
- 鎮静の危機管理の消失
  （モニタリング・早期呼吸抑制徴候などの見落とし）
- 退室・退院基準の不備

　そうだよ，**鎮静事故の背景にあるものは『鎮静薬に対する認識の甘さ』，『危機管理の消失』，『退室・退院基準の不備』の3つ**だよ．まず，この3つの要因を，全職種が理解することが必要だね　**表1-3**．

　医療安全的な考え方をするとどうなるでしょうか？

　そうだね，**患者側要因，環境要因，医療スタッフの要因かな？　さまざまな角度から医療安全を見つめることで安全性は向上していく**からね．中山先生，その鎮静教育システム確立をお願いします．

　わかりました．私がいつも感じていることは，『鎮静は全身麻酔と比べて使用する薬剤が少ないので，安全と思い込んでいることが危険』です．鎮静は全身麻酔で使用する薬剤と同じ系統を使用すること，すなわち**鎮静と全身麻酔は連続性がある**ということを強調したいと思います．

　そうだね，モニターがきちんとされていて，呼吸や循環管理が完備されている全身麻酔とは大きく異なることが特徴だね．ある研究では，初期臨床研修医が2年間ローテーションする間にほとんどの研修医が呼吸抑制や呼吸停止を経験している，という報告があるよ．

　看護師も同様に怖い経験をしています．

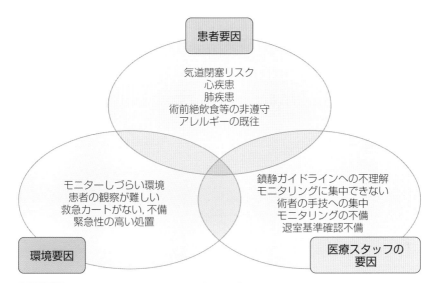

図 1-1 ● 鎮静を原因とした有害事象の発症要因

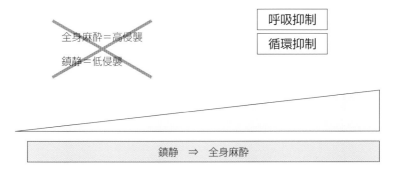

図 1-2 ● 鎮静の連続性　鎮静は安全ではない

鎮静の医療安全向上のための教育の必要性

　　手術室外における鎮静の適正な運用は，非常に重要です．安全かつ有効な鎮静を施行するためには，鎮静の定義，評価，鎮静薬の特徴の把握だけでなく，緊急時の気道確保を中心とした対応及び BLS (basic life support: 一次救命処置)，ALS

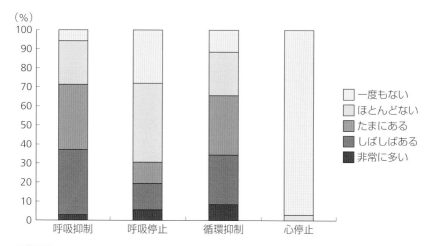

図 1-3 ● 初期臨床研修医 35 名の鎮静時の呼吸抑制・循環抑制経験
(駒澤伸泰. 日本臨床麻酔学会誌. 2012 より引用, 一部改変)

（advanced life support: 二次救命処置）等に至るまでの訓練が必要です.

　2012 年に行ったアンケートからは, 初期臨床研修医の多くが鎮静時の呼吸抑制や呼吸停止を経験していることが示されました. 初期臨床研修医の 90% 以上が鎮静時に呼吸抑制を, 60% が循環抑制を経験していました.

■■■ 非麻酔科医のための鎮静鎮痛ガイドライン

 　先生, ところで, 院内全体の教育を行う際にはベースとなるガイドラインが必要でしょうか？

 　非麻酔科医のための鎮静鎮痛ガイドラインを米国麻酔科学会が 1993 年に作成しているよ. 2002 年に改訂された後, 2018 年に処置目的の中等度鎮静に関してアップデートがありました.

なるほど，米国では既に鎮静の危険性が，25年も前に意識されて，麻酔科医が非麻酔科医のためにガイドラインを作成しているのですね．

　そうだよ，鎮静鎮痛薬は危険薬だからね．その取り扱いに対して麻酔科医が意見を求められているのだよ．

　ところで，全部英語で読むのは厳しいですね．

　私と名前の似た人が，医療の質安全学会誌に全訳したものがPDFでダウンロードできるよ[2]．軽い鎮静，中等度鎮静，深い鎮静，全身麻酔の連続性を理解することが全ての鎮静医療安全の基本です **図1-4**．

　そういえば，研修医のときに，『麻酔科専攻しない先生も，鎮静の危険性を理解しなさい』，『患者さんの鎮静評価として，

循環抑制
呼吸抑制
嘔吐

	軽い鎮静	中等度鎮静	深い鎮静	全身麻酔
反応性	呼びかけで正常反応	呼びかけに対し意図のある動き	連続刺激や痛み刺激で意図のある動き	痛み刺激を受けても覚醒しない
気道	無影響	介入必要なし	介入が必要な可能性	介入必要
自発呼吸	無影響	十分である	不十分な可能性	不十分
循環	無影響	通常保持される	通常保持される	破綻する可能性あり

図1-4 ● 鎮静と全身麻酔の連続性

話しかけて，応答を確認して，呼吸回数観察しよう』とか言っておられたのを思い出します．懐かしいです．

それではよろしくお願いします．消化器内科や小児科からは特に重点的な教育を依頼されているのです．

わかりました，各診療科が鎮静の危険性を認識しているのなら，鎮静ガイドラインを紹介し，一緒に医療安全改善を進めていこうと思います．そして，円滑な処置進行と患者さんのストレス軽減を意識した鎮静医療安全をこの讃岐医科大学に普及させます．

看護部も教育担当者を集めて，何なりと協力します．

いろいろなサポートをしますので，よろしくお願いします．

■ 鎮静・鎮痛の深度による定義～鎮静の連続性を理解しよう～

米国麻酔科学会（ASA）による非麻酔科医のための鎮静・鎮痛ガイドライン（Practice Guidelines for Sedation and Analgesia by Non-Anesthesiologists. An Updated Report by the American Society of Anesthesiologists Task Force on Sedation and Analgesia by Non-Anesthesiologists: ASA-SED）の鎮静の意義，全身麻酔との連続性について理解しましょう．

鎮静のメリットとしては，

○ **不安や痛みを解消することで患者が不快な治療に耐えられる**

○ **子供や非協力的な大人において，不快ではないが，患者の不動化が必要な治療行為が可能となる**

の2点です．

鎮静のデメリットとしては，

● **過鎮静に陥ることで，呼吸抑制，循環抑制，嘔吐などが発生する**
ことがあります．

　鎮静と鎮痛は軽い鎮静から全身麻酔まで連続的なものです．その程度は，呼びかけに対する反応性，上気道の開通性，自発呼吸温存，循環抑制などで分類され，①軽い鎮静，②中等度鎮静，③深い鎮静，④全身麻酔，と分類されます．

①軽い鎮静　最小限の鎮静，不安緩解

　不安の解除が行われていても，言葉による指示に通常通り反応する状態です．不安や不眠，痛みに対する単回投与の経口鎮静薬・鎮痛薬投与で行われます．認知機能協調運動はやや阻害される可能性がありますが，上気道の開通性や呼吸や循環機能は影響されません．

②中等度鎮静　意識下鎮静

　薬剤により意識レベルの抑制が行われるが，軽い刺激などで意図のある動きが可能な状態です．上気道開通は十分で介入の必要性はなく，呼吸は安定しており，循環も保たれています．

③深い鎮静

　薬物により意識レベルは抑制されており，反復刺激や痛み刺激で意図のある動きをする状態です．上気道の開通は不十分な場合があり，気道確保が必要なこともあります．自発呼吸や循環動態も抑制されることがあります．

④全身麻酔

　薬物により意識レベルは抑制され，痛み刺激でも覚醒しない状態です．上気道は通常閉塞し，自発呼吸も消失します．循環動態破綻の可能性も高くなります．

　本書で繰り返し強調することですが，**中等度鎮静は意図せず，深い鎮静や全身麻酔へ移行する可能性**があります．予測した鎮静より深い

状態となり，上気道閉塞，自発呼吸抑制，循環抑制が発生した場合，医療者には迅速な対応が求められます．

POINT

☑ 鎮静医療事故の背景には，鎮静薬に対する認識の甘さや危機管理の消失がある

☑ 鎮静の有害事象の背景には，患者側要因・医療スタッフ要因・環境要因がある

☑ 鎮静の医療安全の第一歩は，鎮静の危険性を理解すること

☑ 鎮静は全身麻酔と連続性があるため，嘔吐・呼吸抑制・循環抑制発生のリスクがある

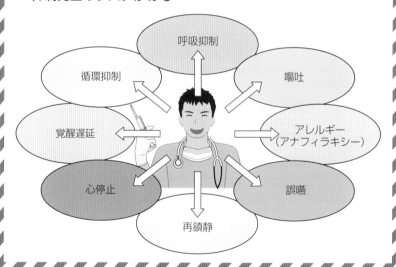

JCOPY 498-05618

■参考文献

1）Practice Guidelines for Sedation and Analgesia by Non-Anesthesiologists. An Updated Report by the American Society of Anesthesiologists Task Force on Sedation and Analgesia by Non-Anesthesiologists. Anesthesiology. 2002; 96: 1004–17.

2）駒澤伸泰. 非麻酔科医による鎮静 / 鎮痛に関する診療ガイドライン. 非麻酔科医による鎮静 / 鎮痛に関する米国麻酔科学会作業部会による改訂情報. 2012; 7: 162-81.（上記ガイドライン1) の翻訳）

3）Practice Guidelines for Moderate Procedural Sedation and Analgesia 2018: A Report by the American Society of Anesthesiologists Task Force on Moderate Procedural Sedation and Analgesia, the American Association of Oral and Maxillofacial Surgeons, American College of Radiology, American Dental Association, American Society of Dentist Anesthesiologists, and Society of Interventional Radiology. Anesthesiology. 2018; 128: 437-79.

4）駒澤伸泰. 初期研修医を対象とした鎮静に関する意識調査−侵襲的処置に対する鎮静トレーニングコースの意義−. 日本臨床麻酔学会誌. 2012; 32: 582-7.

Memo　鎮静の危険性について，気が付いたことを書き込みましょう

ベンゾジアゼピン系薬剤の特徴

　代表的なベンゾジアゼピン系薬剤には，ミダゾラムやジアゼパムがあります．これらはシナプス膜に結合し，GABA 受容体機能亢進により，神経過剰活動を抑制し，不安を減少させます．

　ベンゾジアゼピン系薬剤の特徴として下記の 2 つがあります．

①鎮痛作用はない

②用量依存性の中枢性呼吸抑制を引き起こす（特にオピオイド併用の場合，相乗作用で呼吸抑制を引き起こす可能性が高い）

　代表的なベンゾジアゼピン系薬剤であるミダゾラムとジアゼパムの特徴を理解しましょう．

●ミダゾラム

・血管痛は少ない

・呼吸抑制や舌根沈下作用はジアゼパムと比較して強い

・順行性健忘作用を有する

　すなわち「今からされることを忘れる」ので検査や処置に向いています．

●ジアゼパム

・血管刺激性を示す（投与時に痛みがある）

・呼吸・循環抑制は少ないが半減期が長く，抗痙攣作用も強い

・局所麻酔薬中毒，アルコール禁断症状，痙攣重責状態にも有効

・逆行性健忘作用を有する

　「今まであったことを忘れる」ため，精神科での鎮静や術中覚醒疑いの際に使用されます．

下記の排出半減期と効果発現時間を理解しましょう.

	排出半減期	効果発現	最大効果持続時間
ミダゾラム	約 2 時間	0.5～1.5 分	約 30 分
ジアゼパム	25～60 時間	1～2 分	約 50 分

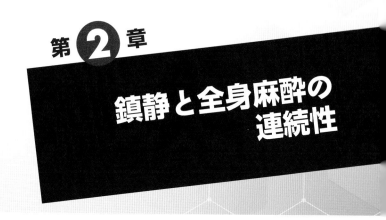

Introduction

鎮静は，各診療科で日常的に施行されています．

しかし，絶えない鎮静関連事故からわかるように，全身麻酔と連続性がある鎮静はリスクが高いのです．

今日は，消化器内科の鎮静で悩む渡辺先生と中山先生が鎮静管理についてディスカッションしています．

■ 鎮静と全身麻酔の連続性

　中山先生，お久しぶりです．消化器内科に進んだ渡辺です．消化器内科の森教授から消化器内視鏡時の医療安全を学ぶように指示がありました．

　やあ，久しぶり．ここでは，「麻酔科研修 実況中継！第3巻」で，松上先生（注；現在は中山先生と結婚し育休中）が僕たちに教えてくれていた鎮静管理を思い出そう．

～7年前の回想シーン～（麻酔科研修 実況中継！第3巻, p.102より）

■ 鎮静と全身麻酔の連続性を理解しよう

　みなさん，今日は安全な鎮静のために何が必要か，を考えたいと思います．**「鎮静を理解することは全身麻酔を理解すること」**であり，**「全身麻酔を理解することは鎮静を理解すること」**につながります．なので，麻酔科研修で鎮静管理の基本をしっかり学びましょう．1年目研修時の内科や外科のローテーション中，鎮静で怖い経験をしましたか？

　消化器内科の下部消化管内視鏡中に患者さんに体動があったので，ミダゾラムを追加投与したら，呼吸停止になりました．

　私も，小児科でMRI撮影中に呼吸停止に遭遇しました．すぐに，皮膚の色が悪いことに気付き，迅速に用手換気を行ったので，救命できました．

　僕も外科手術術後に，鎮静目的にハロペリドールを投与した患者さんが，錐体外路症状を起こして，呼吸停止になりました．

　そうだね，みんな鎮静でいろいろと怖い思いをしているよね．鎮静は，現代医療にとって必須なのよね．鎮静がないと子どもは怖くて検査受けられないし，じっとしていられない．大人も鎮静や鎮痛をきちんとしないと，侵襲的な検査や処置を受けられないよね．でも鎮静はメリットがある反面，デメリットもあるのよ．

　鎮静の合併症として，やはり，呼吸抑制や循環抑制が多いように思います．

　そうね，**鎮静は，軽い鎮静，中等度鎮静，深い鎮静，全身麻酔というように連続性がある**のよ．だから，**中等度鎮静で維持**

しているつもりでも，深い鎮静や全身麻酔状態になってしまって，呼吸抑制や呼吸停止が発生するのよ．

怖いですね，でもその通りですよね．

そう，まずは鎮静と全身麻酔の連続性について理解することが大切よ．必ず，鎮静には，呼吸抑制，循環抑制，嘔気のリスクがある，ことを理解しましょう．

鎮静は，全ての科で必須の医療手技ですものね．

～回想終わり～

うーん，懐かしいですね．

鎮静医療安全の第一は，鎮静は全身麻酔と連続性があるということを認識することだね．医療者が中等度鎮静に維持しようとしても，予期せず深い鎮静や全身麻酔状態になることもあるね．

そうよね，内視鏡でも処置中は刺激が加わっているから，処置による侵襲と鎮静のバランスが取れているけれど，処置終了後に相対的に鎮静過剰で呼吸抑制が起こることもあるね．

人により薬剤の感受性も異なるからね．体重あたりどれだけの投与なら安全，という考え方はやめた方がいいね．

常に患者さんの状態を確認して投与する必要があるね．

だから，「反応性」という項目があるのだね **図2-1**．患者さんの意識状態や指示に従えるかどうかという評価は，全身麻酔中にはできないからね．

循環抑制
呼吸抑制
嘔吐

	軽い鎮静	中等度鎮静	深い鎮静	全身麻酔
反応性	呼びかけで正常反応	呼びかけに対し意図のある動き	連続刺激や痛み刺激で意図のある動き	痛み刺激を受けても覚醒しない
気道	無影響	介入必要なし	介入が必要な可能性	介入必要
自発呼吸	無影響	十分である	不十分な可能性	不十分
循環	無影響	通常保持される	通常保持される	破綻する可能性あり

図 2-1 ● 鎮静の連続性と危険性

　　そうね，ガイドラインの意義を消化器内科のスタッフ全員にもしっかりと理解してもらうようにするね．鎮静の連続性を理解することが重要ね．

米国麻酔科学会の非麻酔科医のための鎮静ガイドライン

　　先日，黒澤先生から，米国麻酔科学会の非麻酔科医のための鎮静ガイドラインを紹介してもらったのだけど，7 年前にも松上先生に教えてもらったのに忘れてしまいました．

　　私は資料も持ち合わせているよ．しっかり思い出しましょう．

～再度 7 年前の回想シーン～ （麻酔科研修 実況中継！第 3 巻，p.105 より）

　　米国では 1993 年に『非麻酔科医のための鎮静ガイドライン』が発表されているわ．この ASA-SED には，鎮静は危険性を

伴う医療行為だから，患者さんから同意書を取得すべきと書いてあるわ．きっと，日本の全ての病院でも鎮静という医療行為に同意書を取得するようになると思うわ．

　なるほど．さらに ASA-SED は，呼吸・循環の鎮静前評価とか，絶飲食指示も示されていますね．まるで，全身麻酔と同じようですね．

　そうよ，絶飲食指示に関しては，全身麻酔と同じよ．**鎮静で意識レベルが低下すると，嘔吐や誤嚥のリスクが上昇する**からね．

　モニタリングも心電図，SpO_2，血圧計と麻酔のモニターみたいですね．カプノグラムで換気の評価を行う，という推奨もあります．

　大切なことは，全身麻酔のように気道確保や人工呼吸をしていないので，**呼吸数や呼吸パターンをよく観察することや，刺激に対する反応を確認すること**だわ．

　薬剤投与に関する推奨もありますね．薬剤作用発現時間や半減期を考え，鎮静薬と鎮痛薬は相乗効果があることを考えて投与するとかですね．

　そうよ．例えば，鎮静深度が低いと思って，ミダゾラムを1分置きに投与するようでは呼吸停止になる可能性は高いわ．また，拮抗薬は鎮静薬よりも早く作用が消失することを理解しましょう．ミダゾラムを拮抗するフルマゼニルを投与しても，フルマゼニルの効果が早く消失するから，再度ミダゾラムの効果が出るのよ．

　確かに怖いですね．あと，**退室や退院基準を部門ごとに決めていくことも大切**ですね．鎮静を受けた日帰り患者さんの車の運転も禁止ですね．

その通りよ．米国麻酔科学会の鎮静ガイドラインの各項目を意識して，鎮静管理を進めていきましょう．

　私たち若かったわね．

　そうだね．今回は，最新の 2018 年度版ガイドラインのポイントを表のようにまとめてみたよ **表 2-1**．

　わあ，素晴らしい，この表はどの診療科による鎮静にも適用できるね．

　薬剤投与量を指導するのではなく，鎮静前評価や鎮静中の対応，薬剤投与の原則等を提示しているよ．**『患者さんの状態を評価しながら，薬剤投与を行う』という原則**を重視しているよ．

　鎮静は全身麻酔と連続性があるから，全身麻酔前の評価，処置，処置後評価というようなステップを進めていくのが大切だよね．

　そうだよ．鎮静と全身麻酔の連続の表とガイドラインの推奨点は今後の教育の中で必ず提示していく予定だよ．

全身麻酔と鎮静の違い

　全身麻酔と鎮静の連続性ってわかりにくいよね？

　そうだね．ただ，この連続性と違いを理解することが，鎮静の危険性とモニタリングの必要性を強調することになるのだね．

　そうよね，最大の違いは自発呼吸と人工呼吸ということかな？

表2-1 ● 米国麻酔学会「処置目的の中等度鎮静に関するガイドライン2018年度版」のまとめ

項目	具体的内容
1. 鎮静前の患者評価	• 過去の病歴把握や患者家族への問診（主要臓器，鎮静既往，麻酔管理などでの気道管理困難，過去の鎮静や麻酔での合併症，薬物内服状況，アレルギー，喫煙や飲酒習慣） • 身体検査（バイタルサイン，心臓，肺，気道に焦点を絞る） • 血液検査データの把握 　上記を，可能なら数日から数週間前に施行し，鎮静直前に所見を確認
2. 鎮静前患者の準備と同意	• 必要なら患者の病態に適した他科コンサルテーション • 全身合併症や気道管理困難が予測される場合は麻酔科医に相談 • 患者や法定代理人に危険，利益，限界，ほかの選択肢を説明し同意を得る • 患者や法定代理人に鎮静前日に十分な時間の絶飲食時間を置くように説明する • 鎮静当日に最終経口摂取時間と内容を評価 • 緊急状況の場合，絶飲食時間の問題だけで中等度鎮静を遅らせない
3. 術前絶飲食	• 清澄水2時間，母乳4時間，人工乳・調整粉乳・軽食は6時間，揚げ物や脂肪分の多い食事はそれ以上の時間を設定する • ルーチンで投与する前投薬の推奨はない
4. モニタリング	**換気と酸素化のモニター** • 定期的に，口頭指示への反応を評価 • 歯科症例で口頭による返答が不可能な場合，口頭指示に対するジェスチャーで評価 • 継続的に患者の換気能を定量的に評価 • アラームの付いたパルスオキシメトリーを使用 • 禁忌でない限り，カプノグラム（呼気二酸化炭素モニタリング）を使用 **循環動態のモニター** • 鎮静前に目標血圧を決定 • 禁忌を示さない限り，血圧と心拍数を定期的に測定 • 著しい心臓血管病患者のために心電図検査 • モニター記録は，最低でも①鎮静前，②鎮静薬投与後，③処置中に定期的に，④回復期の最初，⑤退室直前の5点を行う
5. 鎮静担当者	• 術者以外に，患者をモニターするための鎮静担当者を配置 • 鎮静担当者は無呼吸や気道閉塞の把握および救援依頼を行う • 患者が安定になれば比較的重要でない中断可能な仕事を手伝っても良い
6. 補助酸素	• 手技や処置に対して禁忌でない限り，補助酸素を使用

（次頁につづく）

表 2-1 ● つづき

項目	具体的内容
7. 緊急対応	**システム面** • ベンゾジアゼピンやオピオイドに対する拮抗薬投与が可能 • 適切な大きさの気道確保器具が使用可能 • 二次救命処置が即時依頼可能 **鎮静現場の医療者に求められること** • 使用鎮静薬と他薬物との相互作用について理解 • 最低でも 1 名が患者の気道開通が可能で陽圧換気可能 • 吸引，高度な気道管理器具，陽圧換気器具，補助酸素が迅速に使用可能 • 点滴確保可能 • 胸骨圧迫可能 • 二次救命処置発動の連絡先を理解
8. 薬物投与	• 鎮静薬を静脈内投与する場合は，処置中および呼吸循環抑制リスクがなくなるまで静脈ラインを維持 • 静脈以外から鎮静薬投与を行った場合，静脈路確保が可能な体制 • 薬物処方は効果を評価するため，十分に間隔を置いて用量を漸増 • 静脈以外から鎮静薬投与を行う場合，追加投与までに十分な時間間隔を維持 **全身麻酔用でない薬物（ベンゾジアゼピンやデクスメデトミジン）の場合** • 不安を減少させる鎮静剤と痛みを緩和する鎮痛薬を合わせて処方 • デクスメデトミジンはベンゾジアゼピンの代わりに有効な可能性 **全身麻酔用薬剤（プロポフォールなど）の場合** • 投与経路および目指す鎮静度にかかわらず全身麻酔と同等の看視 • 不意の深い鎮静や全身麻酔状態に陥った場合に救助できる体制
9. 拮抗薬	• ベンゾジアゼピンやオピオイド投与の場合，拮抗薬を迅速に処方 • 患者が低酸素状態に陥った場合，①深呼吸を行うように促す，②補助酸素を投与する，③自発呼吸が不十分な場合は陽圧換気を施行 • 気道管理，自発呼吸，陽圧換気が不十分な場合は拮抗薬を投与 • 拮抗薬投与後は，再効果発現による心肺抑制を防ぐために十分な時間観察 • 拮抗薬を全例に投与するような鎮静プロトコールは不適切
10. 回復期のケア	• スタッフと設備のあるスペースで鎮静前の意識レベルに回復し，心肺抑制の危険がなくなるまで観察 • 患者が低酸素の危険性がなくなるまで酸素化を持続的にモニタリング • 退室退院まで定期的に換気と循環を観察 • 中枢神経系と呼吸循環抑制の危険を最小限にするための適切な退院基準作成
11. 医療安全構築のためのプロセス	• 国・地域・病院レベルでの鎮静副作用報告による鎮静の質向上システムの稼働 • 院内急変対応システムなどの緊急対応システムの整備 • シミュレーションを用いた連携強化に基づいた鎮静医療安全文化の創造

確かに全身麻酔では自発呼吸を停止させて，人工呼吸器で管理しているよね．ただ全身麻酔でも自発呼吸を残している場合もあるね．だから，より正確にいうと，**『全身麻酔は呼吸管理を積極的にしているけど，鎮静は患者さんの自発呼吸を保持できるように観察している』**ということかな？

 確かに言われてみればその通りよね．自発呼吸のコントロールができない過鎮静状態で，換気量や換気回数を上げたくても，私たちがコントロールすることは難しいよね．

 鎮静時は，呼吸抑制や呼吸停止に対するレスキューが難しくトラブルが多いのだよ．

 なるほど．

 また，全身麻酔導入は，覚醒状態から一気に全身麻酔状態に移行するよね．しかし，鎮静は開始時も維持中も，全身麻酔状態に移行しないように慎重なモニタリングが必要だね．

 だから使用する薬剤量も全身麻酔に比べたら少ないけども，観察項目も多いのね．

 逆に覚醒のときの注意点は，全身麻酔と鎮静は非常に共通点が多いよ．**全身麻酔覚醒はゆっくりと全身麻酔状態⇒深い鎮静⇒中等度鎮静⇒軽い鎮静⇒覚醒状態と移行していく**よね．だから，術後も酸素化をはじめとしてモニタリングしているし，反応の確認もしているよ．同じように，**鎮静は，深い鎮静状態で処置がおわっても中等度鎮静，軽い鎮静，覚醒状態と移行していく**よね．

 なるほど，全身麻酔覚醒は鎮静覚醒とかなり類似した状況なのね．確かに，みんな全身麻酔後のように気をつけているとは思えないね．鎮静後も全身麻酔後のように注意をしないといけ

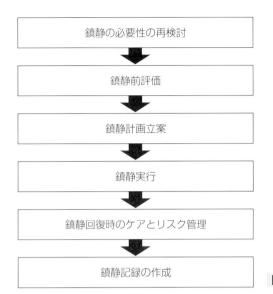

図 2-2　● 鎮静管理の流れ

ないのね.

　そうだね. だから, ASA-SED による鎮静の退院退室基準は, 日帰り麻酔の基準と非常に似ているのだね.

　これから勉強していくときもこの軽い鎮静, 中等度鎮静, 深い鎮静, 全身麻酔の連続性を常に頭に入れて学んでいくね.

　鎮静の必要性検討, 鎮静前評価, 計画, 実行, 回復期ケアという流れは全ての鎮静に共通することだよ　図 2-2 .

■ 鎮静ガイドラインの概要（ASA-SED）

　1993 年に発表された ASA-SED は 2002 年に改訂され, さまざまな鎮静における指針となっています[1]. その後, 2018 年 4 月に処置時の中等度鎮静に関する更新がなされました[4]. 先に示した 表 2-1 の概要を解説していきます.

● 鎮静前評価と絶飲食

ASA-SED は, 鎮静開始前に「病歴聴収」および「検査施行」を推奨しています. 病歴確認には, 全身合併症の有無, 鎮静の既往, 薬物療法, アレルギーの確認が含まれます. さらに, 鎮静の呼吸抑制が発生すれば, 陽圧換気が必要となる可能性があります. 困難気道症例では, より難易度が上昇する可能性があります. ゆえに, 鎮静前の気道評価もとても大切です.

また, 意識レベル低下により嘔吐, 誤嚥等のリスクも上昇するため, 術前絶飲食の推奨も記載されています. 待機的な処置における術前絶飲食は, 全身麻酔と同じく, ASA の「術前絶飲食ガイドライン」が推奨されています.

● モニタリングの注意点

処置の侵襲度や患者状態により, 相対的に鎮静深度は変化します. そのため, **常に鎮静状態を評価し, 予想深度よりも深くなってしまった場合でも, 早期の異常認識と適切な対処が必要**です. 目標は中等度鎮静であっても, 全身麻酔薬を用いた場合, 呼吸や循環抑制から危機的状態に陥る可能性が高いことを念頭におき, 適切なモニタリングや緊急時対応の準備が必要です. すなわち, 全身麻酔時の危機対応と同じ準備が必要です.

さらに, 患者自身の呼吸努力と意識が保持されるため,「口頭指令に対する反応」や換気に対する視診や聴診も有用です.

● 緊急時対応器具

鎮静時の緊急時対応器具は, 通常の救急カートと同じように吸引, 適切な大きさの気道確保器具, 陽圧換気器具, 静脈確保器具, 蘇生用薬物が含まれます. さまざまな年代と体型の患者に対応するため, 各種サイズの気道管理器具（気管チューブ, ラリンジアルマスクなどの

経口・経鼻エアウェイ，声門上器具など）準備が推奨されます．

　救急カートに常備する薬剤は，心肺蘇生関連薬，アナフィラキシーショックなどに対応する薬剤に加え，ナロキソンやフルマゼニルなどの拮抗薬が推奨されています．さらに，急変対応のため，除細動器を用意します．

● 薬剤投与の基準

　ASA-SED は，特定の薬剤の投与量や投与間隔を推奨せず，投与方法の原則を提示しています．まず，鎮静薬と鎮痛薬の作用の違いについて明確な認識を推奨しています．すなわち，「不安を減少させ，眠気を促すための」鎮静薬と「痛みを緩和するための」鎮痛薬の差を強く認識した上で合わせて処方することです．

　薬剤の投与方法としては，

①静脈内投与する場合は，処置中および呼吸循環抑制リスクがなくなるまで静脈ラインを維持する，②静脈以外から鎮静薬投与を行った場合，静脈路確保が可能としておく，③薬物処方は効果を評価するため，十分に間隔を置いて用量を漸増する，④静脈以外から鎮静薬投与を行う場合追加投与までに十分な時間間隔を取る，

の 4 点を推奨しています．

　また，プロポフォールやバルビツレートなどの全身麻酔薬使用時は，目標とする鎮静度に関わらず，全身麻酔のモニタリングと緊急対応を準備します．さらに，オピオイドやベンゾジアゼピンを投与するとき，即時に拮抗薬であるナロキソンとフルマゼニルを即時利用できるようにします．

● 回復期の注意点

　ASA-SED は，術前評価，術中のモニタリング，緊急対応だけでなく，回復期のケアと退室・退院基準の遵守も強調しています．退室や

退院には何らかのスコアリングや評価を行い，呼吸抑制のリスクがなくなるまで看視を続けます．

　回復室では，再鎮静や呼吸抑制のリスクも無視できないため，十分なモニタリング装置や蘇生器具，酸素投与器具を常備します．拮抗薬使用症例では，ナロキソンやフルマゼニル使用後には，再鎮静の可能性を考慮して，観察します．また，**鎮静および鎮痛を施される施設では，患者や手技の特徴に適した回復および退院基準作成**が必要です．

P OINT

- ☑ 鎮静と全身麻酔には連続性があることを理解しよう
- ☑ 鎮静管理しているつもりが全身麻酔に移行してしまうこともあります
- ☑ 鎮静時は患者さんの反応性も非常に大切なモニターです
- ☑ 鎮静時は全身麻酔時と同じような計画や準備が必要です
- ☑ 鎮静時は緊急時対応を準備することが必要です

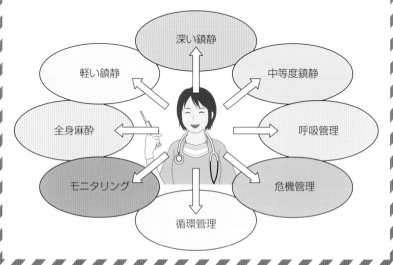

■参考文献

1) Practice Guidelines for Sedation and Analgesia by Non-Anesthesiologists. An Updated Report by the American Society of Anesthesiologists Task Force on Sedation and Analgesia by Non-Anesthesiologists. Anesthesiology. 2002; 96:1004-17.

2) 駒澤伸泰. 非麻酔科医による鎮静 / 鎮痛に関する診療ガイドライン. 非麻酔科医による鎮静 / 鎮痛に関する米国麻酔科学会作業部会による改訂情報. 2012; 7: 162-81. (上記ガイドライン[1] の翻訳)

3) 駒澤伸泰. 米国麻酔科学会「非麻酔科医のための鎮静・鎮痛薬投与に関する診療ガイドライン」の紹介. 日臨麻会誌. 2014; 34: 252-8.

4) Practice Guidelines for Moderate Procedural Sedation and Analgesia 2018: A Report by the American Society of Anesthesiologists Task Force on Moderate Procedural Sedation and Analgesia, the American Association of Oral and Maxillofacial Surgeons, American College of Radiology, American Dental Association, American Society of Dentist Anesthesiologists, and Society of Interventional Radiology. Anesthesiology. 2018; 128: 437-79.

5) 駒澤伸泰, 南　敏明. 米国麻酔学会「処置目的の中等度鎮静に関するガイドライン 2018 年度版」の紹介. 臨床麻酔. 2018; 42: 721-9.

Memo

鎮静と全身麻酔の連続性について，気が付いたことを書き込みましょう

フルマゼニルとナロキソン

鎮静と鎮痛に使用されるベンゾジアゼピンとオピオイドの拮抗薬は，便利に見える反面，大きな留意点があります．

全般的な注意点として，

①フルマゼニル，ナロキソンともに「速効性」がありますが，「持続時間が短く，再鎮静・再鎮痛の危険性がある」こと

②拮抗により，離脱症状や循環刺激作用が生じることもあるということです．

代表的な拮抗薬であるフルマゼニルとナロキソンについて説明します．

フルマゼニル

フルマゼニルは，ベンゾジアゼピン系薬剤による中枢抑制を速やかに拮抗します．フルマゼニル自体に血行動態への影響はありませんが，ベンゾジアゼピン作用を拮抗することで血圧上昇が出現することがあります．

フルマゼニルの作用は 1～3 分で発現し，消失半減期は 50 分です．そのため，**フルマゼニルの代謝後，残存しているベンゾジアゼピンの再効果発現が起こり，鎮静や呼吸抑制が発生する可能性**があります．

ナロキソン

ナロキソンを静脈注射することで，オピオイドの作用と拮抗して，呼吸抑制等を回復させることができます．オピオイド受容体のアンタゴニストとして作用し，特に μ 受容体との親和性が高いことが知られています．一般的に，静脈投与すると 2 分以内に効果発現がみられ，筋肉内投与でも 5 分以内に発現します．ナロキソンの効果は 45 分程度で消失するので，オピオイドの再効果発現を考慮した追加投与が必要なこともあります．

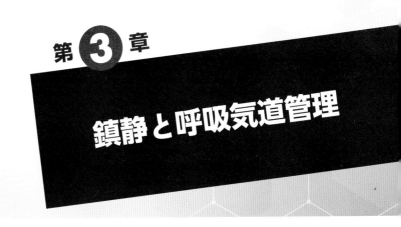

第3章

鎮静と呼吸気道管理

Introduction

鎮静により，呼吸抑制と気道閉塞の2つが起こり，気道反射は抑制されるため呼吸気道管理は非常に重要です．

今日は，中山先生が小児科の桑野先生と呼吸抑制と気道管理についてディスカッションします．

■■■鎮静薬の呼吸・気道系の影響

　　先生，はじめまして．小児科レジデントの桑野です．小児科を代表して，鎮静医療安全の勉強に参りました．

　　麻酔科の中山です．小児科は，様々な疾患の子どもさんを扱っているので大変と思います．小児領域の鎮静医療安全に寄与できることがあれば，何なりとさせてもらいますよ．

　　よろしくお願いします．まず，過鎮静になると，どうして呼吸停止が起こるのかがイメージできません．

　　非常にいい質問だと思います．呼吸停止の原因は，大きく呼吸努力自体を抑制する「呼吸抑制」と解剖学的に気道閉塞が起

こる「上気道閉塞」の2つに分けられます.

なるほど，全身麻酔時にたくさん鎮静薬を投与すると，呼吸停止が起こりますよね.

そうです．鎮静薬を投与すると呼吸抑制が発生し，過剰になると呼吸停止に至る，のです.

なるほど，もう一つの上気道閉塞とはどういうことでしょうか？

これは，鎮静により舌根沈下が発生し，上気道が閉塞することです．麻酔科をローテーションした際にマスク換気が難しい症例を経験しませんでしたか？　また，いびきも上気道閉塞の一つです.

思い出しました．いびきをしている患者さんをみたら，マスク換気に注意とか，術後気道閉塞に注意と学びました.

いびきは，睡眠という意識レベル低下時に発生する気道閉塞なのです．いびきや睡眠時無呼吸症候群を有する患者さんは気道閉塞のリスクが高いのです．**鎮静前の問診で，いびきや睡眠時無呼吸の情報を得ることはとても大切**です.

なるほど，小児でも扁桃肥大やアデノイド肥大の子はいびきをしますね．あれも気道閉塞のリスクなのですね．よくわかりました.

■■■ 鎮静時の気道管理

鎮静時の呼吸気道管理で大切なことは何ですか？

いい質問です，**鎮静時の気道管理の目的は3つあります．全身麻酔と同じく，①酸素化，②換気，③気道保護**です 表3-1 .

表 3-1 ● 鎮静時の気道管理の注意点

酸素化（細胞に酸素を送る）
換気（二酸化炭素量を調整）
気道保護（呼吸器系と消化器系を分離）
⇒鎮静下ではこの 3 点が全て障害される
⇒鎮静時はこの「酸素化」「換気」「気道保護」を意識

　酸素化はわかりますが，換気と気道保護のイメージがつかみにくいです．

　私たちは，二酸化炭素が過剰蓄積も過剰減少も起こらないように換気量を調整しているのです．鎮静が深くなると，換気量低下により二酸化炭素が蓄積し，交感神経系が亢進することもあります．

　確かに，小児では特に危険だと思います．あと，気道保護というのは？

　気道系と消化器系が分離されていないと，胃液が逆流し肺炎になってしまう可能性があるので，気道保護は重要ですよね．

　なるほど，酸素化だけでなく，換気と気道保護なのですね！

　そうです，鎮静により誤嚥を防ぐ反射や換気量調整機能も抑制してしまうのです．深い鎮静は，全身麻酔に近い状態なので，特に注意が必要です．

　なるほど，だから**鎮静前には誤嚥を最小限にするため，絶飲食時間の設定が必要で，深い鎮静時には酸素投与継続が必要**なのですね．

　そう，この原則は成人だけでなく小児にも当てはまります．

■ ASA-SED における鎮静深度と呼吸状態

ASA-SED[1] では，鎮静の深度の定義を行い，鎮静を行う際の留意点を提唱しています．鎮静には，意識レベルは明確であり全身状態も安定している「軽い鎮静」の状態から，強い刺激にも反応がないくらい深く，呼吸や循環状態も不安定な「深い鎮静」状態まで連続性があります．処置の侵襲度や患者の状態により，個々の患者の反応は変化するため，これを事前に予測することは難しくなります．なので，**呼吸が安定しているように見えても，目を離した隙に気道閉塞を起こしてしまう**こともありえます．

そのため，**常に患者状態を評価し，予想していた深度よりも深くなった場合でも，早期に異常を認識し，適切な対処をすることが必要**です．当初から深い鎮静が必要な場合は，呼吸抑制から危機的状態に陥る可能性が高いことを十分に備えるべきです．そして具体的対応として適切なモニタリングや緊急時対応の準備が必要です．つまり，全身麻酔時の危機対応と同じ準備が必要です．

■ 緊急気道確保の方法　マスク換気と換気補助器具

　過鎮静により呼吸抑制が発生した場合，どうすればいいのですか？

　どんな緊急事態でも最初にすべきことは，助けを呼ぶことです．そして酸素投与を開始することです．この原則は，院内急変対応でも蘇生でも共通ですね．

　なるほど，助けを呼ぶこと，そして酸素投与ですね．

　次にすることは，上気道閉塞を解除することです．これには，頭部後屈顎先拳上法や頭部後屈ができない場合は下顎拳上法を

行います．上気道閉塞だけの場合，これで気道開通があり，酸
素化も換気も回復する場合もあります．

　なるほど，基本的な気道管理が大切ということですね．では，
上気道閉塞が用手的に解除できない場合はどうしますか？

　経口エアウェイや経鼻エアウェイを使用することが有効で
す．上気道閉塞のほとんどは舌根沈下ですからね．経口エア
ウェイや経鼻エアウェイで上気道閉塞を解除することが大切で
す．

　ただ，経口エアウェイは意識のないときに限定するのでした
ね．意識下で経口エアウェイを挿入すると，嘔吐，誤嚥，喉頭
けいれんの原因となるのですね．

　そうですね，ただ，上気道閉塞が起こるような際は，意識レ
ベルは低いので有効です．

　呼吸抑制がある場合はどうするのですか？

　それは，バッグバルブマスクを用いて陽圧換気を行い，酸素
化と換気を維持することです．

　なるほど，上気道閉塞を解除して，バッグバルブマスクによ
る陽圧換気で呼吸抑制に対応するのですね．

　そうですね，後，換気が難しい場合にはラリンジアルマスク
などの声門上器具も有効です．小児科の救急カートにも声門上
器具は入っていますか？

　入っていますが，まだ実際に使用したことはありません．

　乳児から小学生までに適応できるさまざまなサイズがあるの
でいろいろな種類を用意した方がいいです．

整理すると，呼吸抑制発見時は，
①鎮静深度を浅くするために呼びかけて深呼吸を促す，②酸素投与を開始して助けを呼ぶ，③頭部後屈顎先挙上法や下顎挙上法を用いて気道確保を行う，上気道閉塞が解除できない場合，経口エアウェイや経鼻エアウェイを考慮する，④呼吸抑制が強い場合バッグバルブマスクを用いて陽圧換気を行う，⑤それでも換気できない場合，ラリンジアルマスクなどの声門上器具の使用を考慮することですね 図3-1〜3 .

　その通りです．何度も強調しますが，呼吸抑制と上気道閉塞の2つが鎮静で発生することを理解することが大切ですね．ラリンジアルマスクをはじめとした声門上器具は麻酔科研修でも使用しましたね．

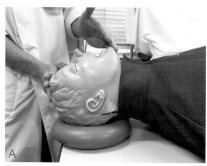

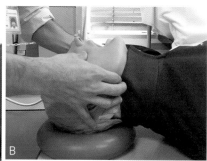

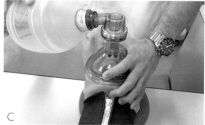

図 3-1 ● 基本的気道管理手技
A: 頭部後屈・顎先挙上
B: 下顎挙上法
C: バッグバルブマスク

鎮静時, 閉塞しやすいのは, 舌根と軟口蓋閉塞を回避するための
重要なデバイス

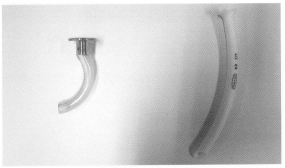

経口エアウェイ （意識のないときが適応）	経鼻エアウェイ （意識があるときもないときも適応）

図 3-2 ● エアウェイを使用してマスク換気
マスク換気不十分なときには積極的にエアウェイを利用しましょう. 特
に経鼻エアウェイは軟口蓋を開放し, 挿入したまま挿管できるので便利
です. 写真のタイプのものでは鼻出血のリスクも少なくなります. （駒澤
伸泰, 著. 麻酔科研修実況中継！第 1 巻. 東京: 中外医学社; 2016. p.47）

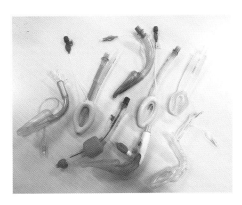

図 3-3 ● さまざまな声門上器具
（駒澤伸泰, 著. 麻酔科研修実況中継！第
1 巻. 東京: 中外医学社; 2016. p.49）

■ 鎮静中の呼吸モニタリング

　今までの話の中で, 鎮静中の呼吸モニタリングとして何が必
要と思いましたか？

やはり，通常の経皮的酸素飽和度モニタリングだけでなく，呼吸回数や呼吸パターンを視診することの大切さを知りました．

その通りですね，我々麻酔科も患者覚醒後は呼吸パターンと呼吸回数を計測してから病棟帰室しています．鎮静中は，気管挿管や人工呼吸が行われていないため，特に重要ですね．

呼吸をしているかのモニタリングは，視診では難しいのですが？

ASA-SED では，鎮静下のモニタリングとして換気の指標として二酸化炭素を計測するカプノグラムを推奨していますね．これなら換気回数も客観的に評価できますよね 図3-4．

なるほど，理学所見とモニターを組み合わせることが大切ですね．

小児は小さい分呼吸の観察が難しいのでモニタリングが大切です．しかし，MRI 等の環境では，使用できるモニターにも制限があるため注意が必要です．

全てのスタッフに呼吸抑制と観察の重要性を提示します．そして少しずつ鎮静医療安全に対する意識を変えていくところから始める予定です．

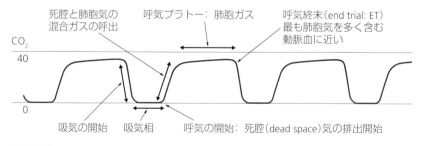

図 3-4 ● カプノグラム

JCOPY 498-05618

用手的に可能な2つの気道確保法

①頭部後屈顎先挙上法（head tilt chin lift）

　頭部後屈顎先挙上法は，片手を額にあて，もう片方の手の人差指と中指の2本をあご先にあて，これを持ち上げて，気道を確保する方法です（ 図3-1 A）．ポイントは，①指であごの柔らかい部分を押さない，②過後屈にしない，③頸髄損傷の疑われる場合は行わない，の3点です．

②下顎挙上法（jaw thrust maneuver）

　下顎挙上法は，患者さんの頭側から両手で顔を固定し，指を使って下顎の部分だけを上方に持ち上げる方法です（ 図3-1 B）．頸椎症や，頸髄損傷が疑われる場合に最も適した気道確保です．気道開通に難渋する場合，経口エアウェイなどを用いた補助が必要です．

　頭部後屈顎先挙上法も下顎挙上法も，舌根沈下の介助を目的としています．これらの気道確保だけで，気道閉塞が解除され，自発呼吸が回復することもあります．頭部後屈顎先挙上はECクランプ法 図3-5 を用いたバッグバルブマスク換気法（ 図3-1 C）の気道確保の原理と共通です．

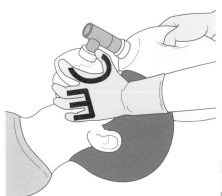

図3-5 ● EC クランプ法
「E」の指で下顎をしっかりと挙上し，「C」のマスクフィットを行うクランプ法

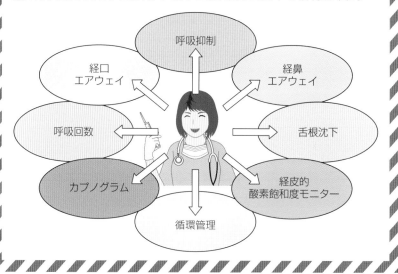

ⓟOINT

☑ 鎮静薬投与により，呼吸努力が抑制される「呼吸抑制」と空気の通り道が閉塞する「上気道閉塞」の２つが発生する

☑ 睡眠時無呼吸症候群やいびきは気道閉塞の大きなリスク

☑ 扁桃肥大，アデノイド肥大，嘔吐物でも気道は閉塞する

☑ 呼吸気道管理トラブル時は酸素投与と気道確保が第一

☑ 頭部後屈顎先挙上法も下顎挙上法も舌根沈下の解除が目的

■参考文献

1）Practice Guidelines for Sedation and Analgesia by Non-Anesthesiologists. An Updated Report by the American Society of Anesthesiologists Task Force on Sedation and Analgesia by Non-Anesthesiologists. Anesthesiology. 2002; 96: 1004–17.

2）駒澤伸泰. 非麻酔科医による鎮静／鎮痛に関する診療ガイドライン. 非麻酔科医による鎮静／鎮痛に関する米国麻酔科学会作業部会による改訂情報. 2012; 7: 162-81.（上記ガイドライン[1] の翻訳）

3）車武丸. 日本麻酔科学会気道管理ガイドライン2014. オペナーシング. 2015; 30: 1166-70.
4）Practice Guidelines for Moderate Procedural Sedation and Analgesia 2018: A Report by the American Society of Anesthesiologists Task Force on Moderate Procedural Sedation and Analgesia, the American Association of Oral and Maxillofacial Surgeons, American College of Radiology, American Dental Association, American Society of Dentist Anesthesiologists, and Society of Interventional Radiology. Anesthesiology. 2018; 128: 437-79.
5）駒澤伸泰, 南敏明. 米国麻酔学会「処置目的の中等度鎮静に関するガイドライン2018年度版」の紹介. 臨床麻酔. 2018; 42: 721-9.

Memo

鎮静と呼吸気道管理について,
気が付いたことを書き込みましょう

半減期の考え方

半減期には「排出半減期」と「分布半減期」があります.

● 排出半減期とは,「薬物が代謝や排泄されることで体内から消失し,血中濃度が半分に低下するまでの時間」,と定義されます.

● 分布半減期とは「薬物投与後,血管から臓器・組織に分布し血中濃度が半分に低下するまでの時間」,と定義されます.

一般的に半減期とは,排出半減期を意味します.

「半減期が短い」ということは,薬剤が早く代謝され排泄されることを意味します.

逆に効果が長ければ,薬は身体の中にとどまり,長時間作用します.

臨床的に注意すべきことは,「単回投与した場合にどれくらいの時間で血中濃度が半分になるか？」「持続投与していた薬剤を中止した場合どれくらいの時間で血中濃度が低下するか？」です.

実際に,半減期はそれぞれの患者の感受性や併用薬に大きく影響されるので,綿密なモニタリングが大切です.

第**4**章

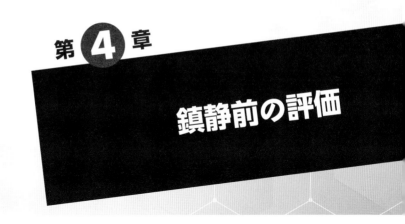

鎮静前の評価

Introduction

全身麻酔施行前には，患者さんの気道確保に関する評価を重視します．

鎮静時も全身麻酔と同様に評価が必要です．

今日は，中山先生が鎮静前評価について呼吸器外科の藤田先生とディスカッションしています．

鎮静前の患者評価の重要性

　中山先生，久しぶりだね，お願いします．呼吸器外科でも，気管支鏡検査時の鎮静が難しくて困っているよ．

　なるほどね．気管支鏡の鎮静は難しいし，刺激が大きいから，患者さんの負担も大きい．過鎮静になると呼吸抑制等が発生するものね．

　そうそう，鎮静前に何か評価ができればいいのだけどね．

それなら，今から ASA-SED の鎮静前評価を学んでいこう．基本的に，**鎮静前の評価は全身麻酔の評価と同じなのだよ．**

　過鎮静により全身麻酔状態に移行する可能性があるから，それだけ鎮静前評価は大切ということだね．

　だから鎮静時絶飲食の設定も全身麻酔と基本的に同じだね．

　ASA-SED ガイドラインを読んでいると気道の評価が多いよね．

　やはり，過鎮静で最初に発生するのが呼吸抑制と上気道閉塞だからね．この際にレスキューのマスク換気や気道確保ができるかがポイントになるよ．

　しかし，これだけチェックするのは非常に骨が折れるね．

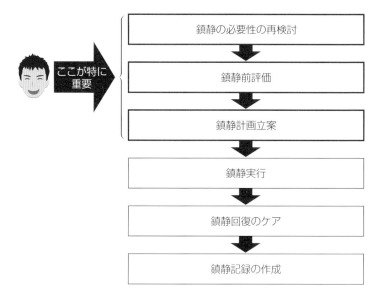

図 4-1 ● 安全な鎮静は準備が半分

そうだね．いびきや睡眠時無呼吸症候群の有無や下顎の大き
さや小ささなど焦点を絞って気道管理困難を予測するのが現実
的だと思うよ．

　とりあえず，うちの科でも必ず鎮静前絶飲食だけは守っても
らうようにするね．

鎮静前評価の重要性

　ASA-SED は，鎮静を開始する前に，術前の病歴聴取および検査を
綿密に施行することを推奨しています．病歴，鎮静の既往，薬物療法，
アレルギーを確認し，心臓，肺，気道を中心にした評価が大切です．

　鎮静時に呼吸抑制が発生すれば，酸素投与や換気補助が必要となり
ます．気道系の診察に関して，**表4-1** のような綿密な気道管理困難因
子の診察を提示しています．まるで，全身麻酔前の気道症例の術前評
価のようです．

　意識レベル低下により，嘔吐，誤嚥等のリスクも上昇するため，術
前絶飲食についても記載されています．待機的な処置における術前絶

表 4-1 ● 鎮静鎮痛のための気道評価方法

下記の項目に該当する場合，鎮静時気道管理困難が予測されます
1. **病歴**
　　以前の麻酔や鎮静での問題点
　　喘鳴，いびきや睡眠時無呼吸
　　進行リウマチ　染色体異常
2. **体型**
　　明らかな肥満（特に頸部や顔面）
3. **頭頸部**
　　短頸　頸部伸展障害　頸部腫瘤　気管偏移　顔貌異常
4. **口腔**
　　開口障害　歯がない　切歯萌出　不安定歯牙
　　巨大舌　扁桃肥大
5. **顎**
　　小顎症，下顎後退，開口不能，不正咬合

表 4-2 ● ASA による「術前絶飲食ガイドライン」のまとめ

最小限の絶飲食期間
- 清澄水　　　2 時間
- 母乳　　　　4 時間
- 調整粉乳　　6 時間
- 人工乳　　　6 時間
- 軽食　　　　6 時間
- 脂分・揚げ物　さらに長い時間

特に小児は，両親や医療者の注意が必要（目を離しているうちに飲食してしまうことも）

飲食に関しては，全身麻酔と同じく，ASA の「術前絶飲食ガイドライン」を採用しています **表 4-2**.

▦ 鎮静計画の立案

 　鎮静計画というけれどもまるで麻酔計画みたいだね．

 　その通りだね，何度も繰り返しになるけど，鎮静は必ずしも患者さんに愛護的じゃないから適切なモニタリングが必要だね．

 　血圧計と経皮的酸素飽和度はとりあえず必須のようだね．

 　その通り，さらに**換気のモニタリングとしてカプノグラムも推奨されている**よ．

 　カプノグラムがあれば呼吸回数やパターンもある程度推測できるよね．

 　さらに，意識レベルのチェックも呼吸・循環・反射維持と大きく関連しているので，患者さんの反応性も非常に大切だよ．

 　そうだね，鎮静深度は処置の強さとともに相対的に変化していくから，何度も継続的に評価することが大切だね．

そうそう．血圧を5分置きに測定するように，鎮静深度も継続的にモニターすることが大切だね．

　　他に，鎮静の安全性を高めるためにはどうしたらいいかな？　僕は処置に集中しているから周囲の医療者にモニタリングしてもらう必要があるね．

　　それは手術室で行っているみたいにタイムアウトを導入するのはどうかな？　すなわち，処置の内容と目的とする鎮静深度，使用する薬剤と薬剤投与戦略，その患者さん特有のリスクと対応策について鎮静開始前，処置開始前に情報共有することは有効だと思うよ．

　　なるほど，今度から，呼吸器外科では，10分に1度は患者さんに呼びかけて反応性を確認して，鎮静前にタイムアウトを行うことにするよ．

　　それがいいと思うよ．ガイドラインを全て押し付けるのは不適切で，それぞれの医療現場で必要なことを少しずつ変えていくことが大切だね．

　　うん，呼吸器外科内だけでなく，気管支検査を行う部屋の看護師さんや臨床工学技士さんにもきちんと連絡してディスカッションするよ．きっと，僕らの気付いていない危険性を認識しているかもしれないね．

　　安全な鎮静管理は，準備で半分決まると思うよ　**図 4-1** ．

■ ASA-SED における鎮静前計画の重要点

　安全な鎮静の遂行において，鎮静の立案は，鎮静前評価に基づいて行う必須の作業です．

中等度鎮静から深い鎮静は，呼吸抑制や時には循環抑制まで引き起

表 4-3 ● 鎮静中のモニタリング

換気と酸素化のモニター
- 定期的に，口頭指示への反応を評価
- 歯科症例などで口頭による返答が不可能な場合，口頭指示に対するジェスチャーなどで評価
- 継続的に患者の換気能を定量的に評価
- アラームのついたパルスオキシメトリー使用
- 禁忌でない限り，カプノグラム（呼気二酸化炭素モニタリング）使用

循環動態のモニター
- 鎮静前に目標血圧を決定
- 禁忌を示さない限り，血圧と心拍数を定期的に測定
- 著しい心臓血管病患者のために心電図検査
- モニター記録は，最低でも①鎮静前，②鎮静薬投与後，③処置中に定期的に，④回復期の最初，⑤退室直前，の5点は行う

こすため，全身麻酔時と同様のモニタリングおよび緊急時対応の準備と訓練が大切です．

　鎮静におけるモニタリングとして，パルスオキシメトリー，心電図，血圧計など，カプノグラムなどの通常の全身麻酔などで使用されるモニタリングが基本です．さらに，患者自身の呼吸努力と意識が保持されるため，「口頭指示に対する反応」や換気に対する視診や聴診も有用です　**表 4-3**．

● 鎮静計画の 1 例

　70歳男性，167cm，86kg．大腸癌に対し，下部消化管内視鏡下にポリープ切除術が予定されました．既往として狭心症，高血圧，睡眠時無呼吸症候群が指摘されていました．予定時間は1.5時間程度です．あなたは鎮静担当者として鎮静前評価を行います．

① 鎮静前評価

1）まず，鎮静の必要性を主治医と再検討しました．睡眠時無呼吸症候

　　群が指摘されていましたが，1時間の処置に鎮静・鎮痛なしでは耐えられないと判断し，鎮静施行を決定しました．

2) 術前評価として，主治医は通常の採血および心電図検査を行いました．採血は高脂血症を認めるのみで大きな異常はなく，心電図も洞調律でした．

3) 術前に患者さんを訪問し，身体診察を行いました．やや舌肥大あるものの，下顎後退はなく，マスク換気は可能と考えました．開口は4横指で，不安定な歯牙はありませんでした．問診では，日常生活動作に問題はなく，NYHAはⅡでした．家族によると，夜間に呼吸停止をしばしば観察するとのことでした．

4) 患者さんに鎮静方法について説明したところ，患者さんは不安の除去だけでなく痛みの除去も強く希望されました．鎮静薬や鎮痛薬の相乗作用と呼吸抑制のリスクと薬剤の適量投与を説明し書面による同意を得ました．

5) 上記の情報を鎮静前評価としてカルテに記載しました．

6) 当日指示として，2時間前までの清澄水の摂取を指示しました．飲食は内視鏡検査のため前日より中止なので，6時間前からの絶食は保たれると判断しました．

② **鎮静計画作成の1例**

　上記症例に対して鎮静計画を下記のように策定しました．

1) 必要な鎮静深度は中等度鎮静と考え，呼吸状態のモニタリングとして，SpO_2だけでなくカプノグラムも用いる

2) 狭心症を有するために心電図と血圧をモニターする

3) 中等度鎮静だが，深い鎮静に陥る可能性を考慮し，二次救命処置が可能な鎮静担当者がモニタリングする

4) 急変時に備え，緊急カートを点検し，バッグバルブマスク，経口エアウェイ・経鼻エアウェイ，ラリンジアルマスク等の各サイズが適

切かを確認する

5）鎮静薬と鎮痛薬の相乗作用を考慮して，まずミダゾラムを，少量ず
つ間隔を空けて投与し，痛みを訴えればペンタゾシンを追加投与
する

6）酸素ボンベ残量の確認も施行する

　**鎮静施行前に内視鏡室スタッフにも「タイムアウト」として上記の情
報共有を行うなどをすれば鎮静の医療安全は大きく向上する**でしょう．

ⓟOINT

☑ 安全な鎮静施行のために，鎮静の必要性の再検討，患者評価，
　鎮静計画が必須です

☑ 鎮静前には，全身麻酔と同様の気道管理評価が必要です

☑ 鎮静前も，全身麻酔前と同様の絶飲食時間設定が必要です

☑ 鎮静中のモニタリングとして患者の反応性は必須です

☑ 鎮静中の呼吸モニタリングとしてパルスオキメトリーやカプ
　ノグラムによるモニタリングが必須です

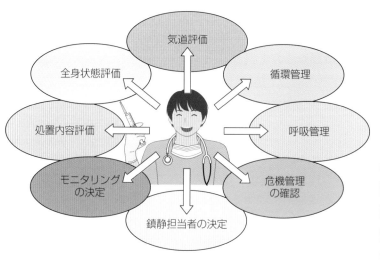

■参考文献

1）鈴木利保. 術前絶飲食ガイドライン—策定の経緯と今後の課題. 日臨麻会誌. 2015: 35: 192-8.
2）中山　慎. 小児の鎮痛・鎮静モニタリング・リスク管理. 小児科臨床. 2013; 66: 2555-61.
3）関島千尋. 検査のための鎮静. 麻酔. 2013; 62: 1053-9.

Memo　鎮静前の評価について，気が付いたことを書き込みましょう

回復室で用いられる評価スケール

鎮静下での処置終了後に，手術刺激は消失していても，鎮静薬や鎮痛薬はすぐに消失しません．ゆえに，回復室や退室・退院のための観察は非常に重要です．呼吸，循環，意識レベルを総合的に評価する基準は各施設で作成していくべきですが，ここでは参考となるスコアリングとして Modified Aldrete スコアを紹介します．

Modified Aldrete スコアは，全身麻酔からの退出・退院基準（日帰り麻酔等）として使用されていますが，鎮静後の評価にも有効性が示されています．

下記の表のように「動作」「呼吸」「循環」「意識」「酸素化」の5点で評価します．

自施設，自診療科でスコアリングを作成する際の参考にされてはいかがでしょうか？

表 ● 修正 Aldrete スコアリングシステム

動作	命令で四肢を自発的に動かすことができる	2
	命令で二肢を自発的に動かすことができる	1
	動かすことができない	0
呼吸	深呼吸および咳を自由にできる	2
	呼吸困難または制限された呼吸	1
	無呼吸	0
循環	BP および HR±20％の前麻酔薬レベル	2
	BP および HR±20〜50％の前麻酔薬レベル	1
	BP および HR±50％の前麻酔薬レベル	0

意識	完全に覚醒（質問に答えることができる）	2
	呼びかけで覚醒できる（呼びかけのみで覚醒できる）	1
	反応なし	0
酸素化	室内空気で 92% 超の O_2 飽和を維持できる	2
	90% 超の飽和を維持するために O_2 吸入を必要とする	1
	O_2 補足でさえ，90% 未満の O_2 飽和	0

0～10 点で評価し，帰宅には 9～10 点が必要とされます

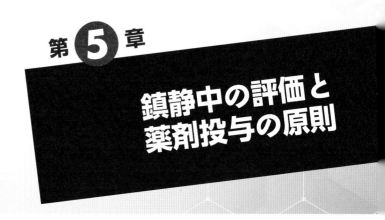

第5章

鎮静中の評価と
薬剤投与の原則

Introduction

鎮静中の評価と薬剤投与は，患者さんそれぞれで感受性が異なるため，適宜評価を行いながら進める必要があります．

今日は，中山先生が，渡辺先生が行っている内視鏡室での鎮静に実際に付き添っています．

■ 鎮静中の評価

　今日はごめんね，内視鏡室までつき合わせてしまって．

　いいよ，いいよ．僕も手術室外の現状を把握しておきたいからね．

　消化器内科のカンファレンスで相談して，術前評価をしっかり行ってモニタリングもきちんと施行することにしたの．どうしても消化器内視鏡手術は長くなるので，中等度鎮静を目指していても，深い鎮静になりがちなので，心電図・血圧・経皮的酸素飽和度，カプノグラムをモニターする．もちろん10分ご

とに患者さんに呼びかけをすること，反応性も確認することにしたの．

　素晴らしいね．ところで鎮静担当者はどうするの？

　そうね，レジデントの先生に，交代で鎮静担当をしてもらって，記録などもしてもらうことにしたの．そして落ち着いていたら，内視鏡操作を見学するというシステムにしたよ．

　なるほど，輪番制にすれば文句もなくなるし，鎮静の危険性も理解できるね．考えたね．

　あとは，深い鎮静になることが多いから，持続酸素投与と除細動器がいつでも使用できるようにしたの．これは院内蘇生講習会をみんな受講しているから，ある程度対応できると思う．

　鎮静開始前のタイムアウトも重要だね．みんなで各症例のリスクを情報共有しておくことだね．鎮静担当者以外が心電図変化に気づくこともあるからね．

　なるほど．術者も患者さんの状態に注意をしながら進めるように徹底するね．時間が延びる場合は，30分おきに手を止めて安全を確認するようにしようかな．

表5-1 ● 鎮静担当者の訓練と設備

鎮静担当医療者
- 術者以外が患者モニターのため在席
- 患者が安定になれば，比較的重要でない仕事をしても良い

訓練
- 鎮静薬と鎮痛薬，拮抗薬（フルマゼニルやナロキソン）の薬理学を熟知
- 緊急時の呼吸停止等の認識・急変対応起動可能
- 陽圧換気と胸骨圧迫が可能

緊急対応器具
- 吸引，適切な大きさの気道用器材，陽圧換気の手段
- 静脈内器材，薬理拮抗薬，基礎的蘇生薬物療法，除細動器

今日私は
鎮静担当者

表 5-2 ● 鎮静中のモニタリング（再掲）

換気と酸素化のモニター
- 定期的に，口頭指示への反応を評価
- 歯科症例等で口頭による返答が不可能な場合，口頭指示に対するジェスチャーなどで評価
- 継続的に患者の換気能を定量的に評価
- アラームのついたパルスオキシメトリー使用
- 禁忌でない限り，カプノグラム（呼気二酸化炭素モニタリング）使用

循環動態のモニター
- 鎮静前に目標血圧を決定
- 禁忌を示さない限り，血圧と心拍数を定期的に測定
- 著しい心臓血管病患者のために心電図検査
- モニター記録は，最低でも①鎮静前，②鎮静薬投与後，③処置中に定期的に，④回復期の最初，⑤退室直前，の5点は行う

表 5-3 ● 酸素投与と薬剤使用の原則

補助酸素
- 酸素補給装置が利用可能
- 禁忌でない限り，全ての患者に酸素投与を施行

鎮静薬と鎮痛薬の役割の明確化
- 「不安を減少させ，眠気を促すため」の鎮静薬
- 「痛みを緩和するため」の鎮痛薬

　　　そうだね，内視鏡室では部屋を暗くしたりするから，モニターが外れたり，点滴漏れなどを確認するために，手を止めることが大切だね．鎮静担当者の役割，鎮静中のモニタリング，酸素投与と薬剤使用の原則についてもあらかじめ整理しておくことが大切だね **表 5-1〜3** ．

■ 鎮静担当者の必要性

　ASA-SED は，施療を通して患者をモニターするため専従の鎮静担当者を配置することを強調しています．鎮静担当者は患者が一旦安定になったら，別の作業をしてもよいですが，**深い鎮静では，担当者はモニタリングに集中します．鎮静担当者に求められる能力としては，鎮静薬と鎮痛薬そして，拮抗薬の薬理学の十分な理解**が必要です．

そして，鎮静担当者は呼吸停止や気道閉塞などを認識し，急変対応
システムを立ち上げる必要性があります．

■■■鎮静担当者の仕事

①鎮静前

鎮静担当者は，主要臓器，鎮静の既往，薬物療法，アレルギーを確
認し，心臓，肺，気道の評価を行います．また，意識レベルの低下に
より，嘔吐，誤嚥等のリスクも上昇するため，鎮静担当者は術前絶飲
食についても確認します．さらに，「患者に対し，鎮静についての十分
な利点と副作用について説明を行い，同意を得る」ことも鎮静担当者
の仕事です．

②鎮静中

鎮静におけるモニタリングとして，パルスオキシメトリー，血圧計，
カプノグラム等の通常の全身麻酔等で使用されるモニタリングが基本
です．さらに，患者自身の呼吸努力と意識が保持されているため，「口
頭指示に対する反応」や換気に対する視診および聴診も有用です．全
身麻酔薬を中等度鎮静に用いる場合，呼吸循環抑制を引き起こすため，
全身麻酔時と同様のモニタリングおよび緊急時対応の準備と訓練が大
切です．

ASA-SED は，これらの鎮静担当者の五感に基づいたモニタリング
のみならず，パルスオキシメトリー，カプノグラム，血圧と心拍数の
定期的測定，心疾患がある患者さんのための心電図検査を推奨してい
ます．

③記録作成

鎮静は全身麻酔につながるリスクのある行為であり，綿密な記録の
作成が必須です．

■■■ 鎮静薬投与の際に注意すべきこと

　ところで，鎮静薬投与の際に気をつけることは何かしら．イメージはわかるのだけど，レジデントの先生たちに上手に説明できなくて．

　そうだね，**まずは鎮静薬と鎮痛薬の作用をきちんと分けて認識することだね**．すなわち，患者の不安を取り眠気を起こすのが鎮静薬で，痛みを取るのが鎮痛薬ということを理解してもらう必要がある．**患者さんが痛いのに，過鎮静で意識レベルを低下させたり，患者さんが不安を抱えているのに鎮痛薬を過剰投与するのは不適切**だね．

　なるほど．「不安をとるための鎮静」と「痛みを取るための鎮痛」の概念をしっかりと理解しないといけないね．ミダゾラムやジアゼパムは鎮静で，ペンタゾシンは鎮痛ね．

　特に注意が必要なことは，局所麻酔は非常に素晴らしい鎮痛であるということだよ．咽頭麻酔をリドカインゼリーで行うことで，内視鏡挿入時にトラブルは起こらないでしょう？ **表5-4**

　そうね．じゃあ，次に注意することは？

　滴定投与という考え方だね．それぞれの薬剤を投与しても最大効果が出るまでに時間がかかる薬剤も多々存在するよね．最

表 5-4 ● 局所麻酔（神経ブロック含む）

- 鎮静薬は基本的に静脈投与＝全身投与
- 局所麻酔は，処置部位に行う効果的な鎮痛
- 鎮痛薬の全身投与だけでなく，局所麻酔を効果的に用いる事が重要
- 局所麻酔薬中毒に注意

大効果発現時間を待たずに次々と薬剤を投与すると，呼吸抑制，循環抑制が必ず発生するね．そして，鎮痛薬と鎮静薬は相乗作用があるので，注意が必要だね．

　なるほど．ミダゾラムは少量ずつから投与すること，必ず3分は間隔を空けること，を指導するわ．鎮痛薬を併用する際は，さらに間隔を空けて，適切な鎮静深度を評価してから対応するわ．

　そうだね，それぞれの施設ごとにルールを決めていくことが大切だと思うよ．それぞれの施設や術者から患者さんに与える刺激は違うからね．

　そうよね，患者の感受性も異なるけど術操作も術者ごとに違うものね，勉強になる．

　あと気をつけることは，プロポフォールやバルビツレートなどの麻酔薬を鎮静に使用する際は深い鎮静の準備をすることだね．

　プロポフォールやバルビツレートは麻酔薬だものね．気をつけるわ．

　そして，全ての拮抗薬は鎮静薬より作用時間が短いから注意が必要だよ．鎮静後に車の運転をして事故を起こした例があるけど（第1章参照），拮抗薬使用時は再鎮静に要注意ということだね．

　ありがとう，みんなに注意喚起をしていくね．どの薬剤をどれだけ使用すれば安全，という基準ではなく，患者さんの鎮静深度を評価しながら薬剤を慎重投与する姿勢が必要だね．

　そうだね，薬剤投与の原則はどんな鎮静でも共通だからね **表5-5～7，図5-1**．特に，鎮静薬と鎮痛薬の違いの把握は何よりも大切だね．

表 5-5 ● 薬剤投与の注意点 1

用量滴定
- 「効果を評価する」ため「十分に投与間隔を置いて」
  用量を漸増
- 鎮静薬と鎮痛薬を両方用いた場合，適宜に用量を削減
  経口薬物処方の繰り返し投与は推奨しない

麻酔薬（バルビツレート，プロポフォール）の使用
- 投与経路および目指す鎮静度に関わらず，全身麻酔と同じモニタリングを行う
⇒予期せずして全身麻酔状態に陥った際に救助できるように

表 5-6 ● 薬剤投与の注意点 2

静脈ライン
- 鎮静薬を静脈内投与—静脈内アクセスを維持
- 鎮静薬を他経路から投与—静脈路を確保していなくても，即時に確保可能としておく

拮抗薬
- オピオイドやベンゾジアゼピンを投与するとき，いつでもナロキソンとフルマゼニル
  が利用可能

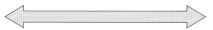

SpO$_2$+ 血圧計＋心電図＋カプノグラム

	軽い鎮静	中等度鎮静	深い鎮静	全身麻酔
反応性	呼名で 正常反応	言葉や刺激に対し 意図のある動き	連続刺激や痛み刺激で 意図のある動き	痛み刺激を受けても 覚醒しない
気道	無影響	介入必要なし	介入が必要な可能性	しばしば介入必要
自発呼吸	無影響	十分である	不十分な可能性	しばしば不十分
循環	無影響	通常保持される	通常保持される	破綻する可能性あり

図 5-1 ● 全身麻酔薬を用いた場合は全身麻酔と同じモニタリングを

表 5-7 ● 鎮静薬と鎮痛薬の違いの把握

鎮静と鎮痛は相互作用があるが，
①鎮痛を過剰に深くして意識レベルを低下させる
②鎮静を過剰に行い，意識レベル低下により痛みを感じさせないのは，
　不適切であり過剰投与につながる

鎮静と鎮痛をバランスよく行う事が大切！！

鎮静中評価の 1 例

　68 歳男性，165cm，90kg．大腸癌に対し，下部消化管内視鏡下に
ポリープ切除術が予定されました．既往として，高血圧と睡眠時無呼
吸症候群があります．予定時間は 1 時間程度です．あなたは鎮静担当
者として鎮静前評価を行うことになりました．患者の術前評価を行い，
睡眠時無呼吸症候群による呼吸抑制をリスクと判断しました．書面に
よる同意を得て，絶飲食時間も確認しました．

　現在，鎮静計画を練る段階です．必要な鎮静深度は中等度鎮静でし
たが，睡眠時無呼吸症候群が指摘されているため，呼吸状態のモニタ
リングとして，SpO_2 だけでなくカプノグラムも測定することにしま
した．急変時に備え，緊急カートを点検し，バッグバルブマスク，経
口エアウェイ・経鼻エアウェイなどが各サイズそろっているかを確認
しました．患者さんにモニタリングを装着し，鎮静前のタイムアウト
が行われました．

①モニタリング装着後，患者さんに「大丈夫ですからね」と声掛けを
　行い，ミダゾラム 5mg を投与しました．投与 5 分後に特に意識レ
　ベルも不変のため，さらに 3mg を追加しました．この時点で患者は
　意識消失しましたが，呼吸数は 14 回 /min であり，軽度のいびきを
　示しました．SpO_2 が 96 → 91％へ低下しましたが，酸素マスクを
　経鼻カヌラで 2L/min で加えたところ 95％に回復しました．

②内視鏡処置が開始されたところ，患者は顔をしかめました．声をか
　けたところ，反応がないために，痛みによるものと判断し，ペンタ
　ゾシン 15mg を投与しました．投与 10 分で苦悶表情はなくなった
　ため内視鏡処置は継続可能になりました．

③内視鏡処置終了後に，SpO_2 の 88％への低下と呼吸数 5 回 /min へ
　の低下がみられました．処置による侵襲がなくなったことによる相

対的過鎮静と考え，下顎拳上およびフルマゼニル 0.5mg の投与を
行いました．投与後，患者は意識回復し，酸素化も改善しました．
④患者の状態が異常ないことを確認し，回復室へ移送しました．処置
終了後の呼吸抑制についても報告し拮抗薬使用のため注意が必要と
申し送りを行いました．

■ 薬剤投与方法の原則

ASA-SED は，特定の薬剤について投与量や投与間隔の推奨を行う
のではなく，投与方法の原則を提示しています．まず，鎮静薬と鎮痛
約の作用の違いについて明確に認識することを推奨しています．言い
換えれば，「不安を減少させ，眠気を促すための」鎮静薬と「痛みを緩
和するための」鎮痛薬の使い分けを強調しています．

薬剤の投与方法としては，①静脈路を基本として，②作用発現時間
を考慮し十分に間隔を置いて用量を漸増することと，③相互作用があ
るため鎮静薬と鎮痛薬を両方用いた場合，適宜用量を削減することを
推奨しています．また，プロポフォールやバルビツレートとなどの麻
酔薬を使用する場合は，目標とする鎮静度に関わらず，全身麻酔のモ
ニタリングと対処をすることを明記しています．さらに，オピオイド
やベンゾジアゼピンを投与するとき，ナロキソンとフルマゼニルが即
時に利用可能な状態とすること，としています．

表5-8, 9 に最も使用されるミダゾラムの薬物動態とフルマゼニル
の注意点について示します．

表5-8 ● ミダゾラムの薬物動態

- ジアゼパムの 3 倍ほどの鎮静効果
- 特に健忘作用が強い
- 作用が発現するのに 2 分ほどかかる
- 鎮静薬としては，作用発現は遅い方である
- 処置時鎮静では他剤併用で 0.05〜0.1mg/kg で十分な効果

表 5-9 ● フルマゼニル

- ミダゾラムやジアゼパムなどのベンゾジアゼピン受容体の拮抗薬
- 投与後，再効果発現を考慮した経過観察が必要
- 短時間作用型であり，拮抗薬の方が早く排出し，ベンゾジアゼピンの効果が再出現
  （フルマゼニルは 1 時間程度だがジアゼパムは 6 時間程度）

POINT

☑ 鎮静実行時は情報共有が大切

☑ 鎮静薬と鎮痛薬の作用の違いについて明確に認識することが
　必要

☑ 薬剤投与は作用発現時間を考慮し十分に間隔を空けるべき

☑ 鎮静薬と鎮痛薬の相乗効果に注意すべき

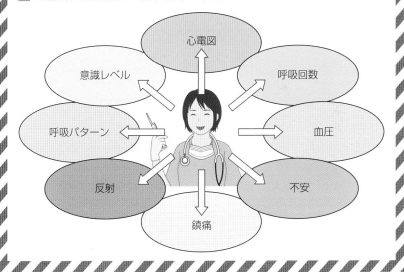

■参考文献

1) 水野　樹. フルマゼニル. 麻酔. 2013; 62: 10-8.
2) 瀬戸口大典. ナロキソン. 麻酔. 2013; 62: 5-9.
3) Practice Guidelines for Sedation and Analgesia by Non-Anesthesiologists. An Updated Report by the American Society of Anesthesiologists Task Force on Sedation and Analgesia by Non-Anesthesiologists. Anesthesiology. 2002; 96: 1004–17.

Memo　鎮静中の評価と薬剤投与の原則について，気が付いたことを書き込みましょう

COLUMN
小児鎮静の注意点

　小児鎮静で大切なことは，「手技あるいは検査に必要な鎮静深度の判断」です．痛みを伴う手技の場合，非侵襲的検査に比べて深い鎮静レベルが必要となり，ある程度の不動化も必要です．対照的に，MRI検査等は，「痛みはないが不動化が必要」です．

　小児の鎮静における合併症の80%は気道閉塞および呼吸抑制であるため，術前からの気道評価が重要です．これは解剖学的な気道管理困難だけでなく，気道過敏性等も含まれます．点滴ルート以外で鎮静する場合でも，緊急時にすぐに静脈ライン確保ができるような体制が必要です．

　小児鎮静時の危険性は，気道および呼吸がほとんどですが，低酸素以外も注意する必要があります．脳性麻痺などの小児神経筋疾患では，もともとの咳嗽反射減弱や呼吸筋力低下，口腔内分泌物増加を有するため，誤嚥リスクが上昇することを理解しましょう．

　また，環境的な問題もあります．MRI検査では，医療従事者が近い位置で観察することが難しく，撮影室内に持ち込める機器も制限されます．ゆえに，患児の呼吸状態把握が難しくなります．さらに，頭部MRIでは頭部前屈状態で撮影することもあり，気道閉塞リスクが上昇するので注意が必要です．

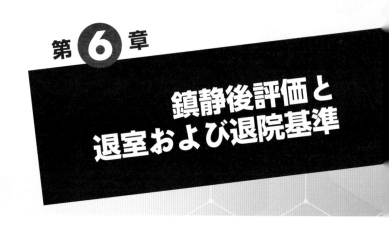

第 **6** 章

鎮静後評価と
退室および退院基準

Introduction

「鎮静中」はさまざまなモニタリングがあり，異常を早期発見する
ことができます．

鎮静で最も危険なのは，手術刺激が消失する「鎮静後」です．

特に日帰りの場合，施設ごとに適切な退室および退院基準を策定す
る必要性があります．

今日は，中山先生が消化器内科の渡辺先生と小児科の桑野先生，看
護部の国政師長と共に，退室および退院基準について話し合いをし
ています．

■■■ 鎮静終了後の患者さんの状態

 　鎮静終了後の呼吸抑制に関する報告が多い印象を受けます．

 　私たち小児科でも鎮静終了後に異変が発見されることが多い
です．これは何故でしょうか？

医療安全推進部のインシデントレポートをみていても，その傾向が強いね．僕の考え方では，2つの原因があるね．1つ目の原因として，『鎮静終了後のモニタリングの減少』があるね．鎮静中は，心電図，血圧計，経皮的酸素飽和度モニタリング，カプノグラムなどさまざまなモニタリングがあるね．また，定期的に患者さんのモニタリングも行っているね．ただ，鎮静後は，それらのモニタリングが減る，もしくはなくなってしまうことが鎮静後事故の大きな原因かな　**図6-1**　．もう1つは『処置時に存在した刺激は処置終了とともに大きく低下するけど，鎮静薬の効果はすぐに消失しない』ということかな？

　　鎮静後は，モニタリングの減少と，刺激の消失により危険な状態につながる可能性があるということね．

　　後は，医療従事者が，『無事に処置が終わってほっとしている油断』もあると思います．

　　病棟看護師としては鎮静回復期をフォローする立場であり，どのレベルが安全な覚醒レベルなのかがイメージしにくいです．その辺りのコンセンサスを創れればと思っています．

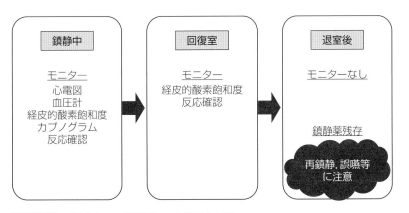

図6-1 ● 退室および退院後こそが最も危険

そうだね，鎮静の場合，処置が終わっても鎮静薬は残存している．鎮静薬は残存しているのにだれも「鎮静覚醒時は注意しよう」という意識がないことが問題と思うよ．

　そうだね，手術室における麻酔覚醒は，みんな重要性と危険性を理解しているね．一方で，『鎮静覚醒』という概念はないね．その辺りの意識改革からしないといけないね．

■■■鎮静後の注意点

　鎮静後も，患者に合併症が発生するリスクは非常に大きいことをまず認識しましょう．**「施療中に受けていた刺激が減少する」**，**「非静脈内投与後に薬物吸収が遅れて発生する可能性」**，**「薬物の消失が緩慢なこと」**により，回復期に鎮静の残存と心肺抑制につながる可能性があります．

　特に，鎮静薬の筋肉内投与，経口あるいは直腸投与では，薬物動態が予測しづらいため，影響が大きいと考えられます．**鎮静，鎮痛が外来患者に施されるとき，一旦患者が医療施設から離れれば，医療者の看視がなくなり，危険性が増大します．**

　なので，継続的な回復室での観察や看視とあらかじめ決められた退室および退院基準が，中等度と深い鎮静の両方において，有害事象の可能性を減らすと考えられます．そして，退室および退院基準は，訓練された人材による観察が必要なくなった後，循環抑制や呼吸抑制の危険を最小限にするように注意します．

■■■ ASA-SED の鎮静後の注意点の推奨

　ASA-SED は鎮静後の注意点として下記の 3 点を強調しています．
①患者は鎮静，鎮痛の後，意識が元のレベルに近づき，心肺抑制の危険性がなくなるまで，呼吸・循環に対するモニタリング設備が整え

られた回復室などで担当医療者が観察する

②酸素化は患者が低酸素血症の危険にさらされなくなるまで定期的に
モニターする

③退室および退院基準は訓練された人材による観察が必要なくなった
後に，中枢神経系もしくは心肺の抑制の危険を最小限にするように
定める

● 回復室・退室および退院基準の重要性

　でも，鎮静薬の中には，半減期が長いものもあり，患者さん
ごとの感受性も異なるために，いつになれば安全かがわからな
いよね．なので，ASA-SED では回復室的なスペースにおける
経皮的酸素飽和度のモニタリング，そして回復評価スコアリン
グを提唱しているよ．

　そうよね，消化器内科もたくさん患者さんが来るので，診療
効率の問題もあるわ．手術室にあるような回復室的なシステム
を作ることが大切かもね．

　ASA-SED は，退室および退院基準を施設ごとに作成するこ
とを推奨しているよ．

　なるほど，退室および退院基準作成は大切よね．

　小児の日帰り検査のときも，子どもさんもご両親も帰りたが
るけど本当に帰宅させていいか不安になります．

　そうです．外来看護師も，明確な基準がないと彼らの質問に
も回答できないし，医師へのコンサルトもしにくいという不安
があります．

　なので術後に鎮静が遷延している場合は入院となることや，
車を運転してはいけないことをしっかりと説明しておくことが

大切だよね．

　でも，退室基準は難しいよね，医師や担当者により退室させていいかどうか判断は変わると思う．

　そのためにスコアリングを提唱しているよ．例えば，呼吸，循環，意識レベル，歩行可能とかを5段階ずつにして，何点以上なら退室や退院可能などにすれば，人によりバラバラになることは防げると思うよ．

　チェックリストは非常に大切ですね．小児科でも作成します．

　特に小児 MRI などの検査は，手術処置の刺激がないから，消化器内科や小手術時の鎮静とは異なるので特に注意しよう．

退室および退院基準策定の重要性

　ASA-SED は，術前評価，術中のモニタリング，緊急対応のみならず，回復期のケアと退室および退院基準の遵守も強調しています．具体的には，退室や退院には何らかのスコアリングや評価を行い，呼吸抑制のリスクがなくなるまで看視を続けます．

　看視を続ける回復室では，再鎮静や呼吸抑制のリスクがあるため，十分なモニタリング装置や蘇生器具，酸素投与を備えるべきです．また，スタッフが看視を継続し，バイタルサインをモニタリングすることが重要です．**拮抗薬使用症例について，ナロキソンやフルマゼニル使用後には再鎮静の可能性もあるため十分な観察時間が必要です．退院時も，単独で患者さんを帰宅させず，緊急連絡先も伝える必要があります．**鎮静および鎮痛を施す施設では，患者や手技の特徴に適した回復および退室および退院の基準を作成するとあります．基本的な原則を表に提示します **表6-1, 2** ．

表 6-1 ● 鎮静後の退室および退院基準の基本

①中等度もしくは深い鎮静における回復および退院に関して，専門家を交えて基準作成
②回復室は十分なモニタリングや蘇生器具を使用可能にする
③退室基準が満たされるまで中等度および深い鎮静を行った患者はモニタリング継続
　（呼吸抑制リスクがなくなるまで酸素化の指標はモニター）
④意識レベル，バイタルサインや，SpO_2 を定期的に記録する
⑤退室基準を満たすまで，モニタリングに精通した医療者が看視する
⑥退室基準を満たすまで，気道管理及び陽圧換気が可能な医療者が合併症に対応する

各部門ごとに
退院基準を作成し，
チェックしていこう

表 6-2 ● 退室および退院に関するガイドラインの推奨

- 患者は意識声明で見当識もしっかりしていること；乳児や知的状態が術前より異常である患者は術前の状態に戻す
- 患者に鎮静薬の効果が切れるまで，人生における重要決定や安全に影響する活動（自動車を運転するなど）は避けるように指示する
- 呼吸状態，気道開通性，気道反射が十分である
- 車のシートに座っている小児の頭が前に垂れているときは気道閉塞があると考える
- バイタルサインが安定しており許容範囲であること
- スコア化して評価するシステムは退院基準評価に役立つ
- 拮抗薬（ナロキソンやフルマゼニル）を使用した場合，再鎮静が発生しないように十分な時間観察を行う
- 外来患者は術後合併症を報告可能な責任ある成人とともに退院する
- 外来患者及び付添には術後の食事，内服，活動，緊急時の連絡先の電話番号を書いた紙面を渡す

● 拮抗薬使用後には再鎮静の可能性に注意

　さらに気を付けないといけないのはベンゾジアゼピン系などすなわち，ミダゾラムやジアゼパムに対するフルマゼニル投与後の再鎮静だね．

　私も以前怖い経験をした．ミダゾラムで鎮静した後にフルマゼニルで拮抗して，病棟帰室にしたら 1 時間後に意識レベル低下と呼吸抑制があったの．帰宅にしていたら大変なことにつ

ながっていたと思う.

　オピオイドに対するナロキソン投与も再度効果が発現して,呼吸抑制が起こることがあるのですね.

　その通りです. 全ての拮抗薬は鎮静・鎮痛薬よりも作用時間が短いのです. ガイドラインでは『拮抗薬投与後の2時間はきっちりモニタリングしておくことが大切』と強調しています.

　そうね, 患者さんとトラブルにならないように, 事前にきちんと説明するように周知徹底する.

　もちろん, その際には看護師も同席させていただく必要があると思います.

　あとは, 当日退院させる場合は, そのリスクをきちんと説明して, 緊急連絡先等を渡しておくことが大切だね. 『トラブルが起これば全て救急部対応という対応をしていればさらなるトラブルを起こしてしまう』かもね.

　その通りね. きちんと説明し, 同意書をいただいて, 退室および退院基準をしっかりと決めて, 緊急連絡先を設定するという流れを重視するわ.

■ 退室および退院基準の判断の1例

　69歳男性, 166cm, 92kg. 大腸癌に対し, 下部消化管内視鏡下にポリープ切除術が行われました. 既往として, 高血圧と睡眠時無呼吸症候群がありました. 肥満のため処置に難渋したこと, 患者さんの不安が強く処置中に安静を保てなかったことから, 処置時間は1時間を要しました. 中等度鎮静の維持のために, ミダゾラム総計8mg, ペンタゾシン30mg が使用されました. 術中に SpO_2 が96%から92%に低下しましたが, 酸素投与により回復しました.

　処置後, 呼吸数と SpO_2 の低下が見られたため, フルマゼニル

0.5mg が投与され，応答は可能でした．回復室では，心電図，SpO_2 がモニタリングされており，15 分置きに意識状態の確認等が行われています．

患者さん本人の車で来院し，妻が付き添っていますが，早く連れて帰りたがっています．

このような症例はしばしば見られます．処置後に発生しうる問題点としては，まず，第一に呼吸抑制が考えられます．この患者の場合，肥満傾向であり睡眠時無呼吸症候群も指摘されているため，呼吸抑制のリスクは非常に高いと示唆されます．また，ミダゾラム投与に対しフルマゼニルで拮抗されているため，再鎮静のリスクを常に頭に入れる必要があります．ASA-SED は**フルマゼニルやナロキソン等の拮抗薬を使用した場合，2 時間以上は経過観察すべき**としています．ゆえに，本症例のような患者さんの場合，最低 2 時間はモニタリングを行い，呼吸抑制や心抑制のないことを確認しましょう．また，帰宅可能と判断するために何らかのスコアリング評価が重要です．

しばしば見落とされがちなことが，交通手段です．当然のことながら，当日の鎮静を受けた患者さん本人の運転は禁止です．また，回復室でモニタリングを行っても，帰宅後の合併症発生は否定できないため，緊急連絡先等を伝えておきましょう．

POINT

☑ 鎮静終了後は回復室のような形で意識レベル等の回復を確認
  する時間を取ろう
☑ 回復室では何らかのスコアリング等を用いて鎮静残存を評価
  しよう
☑ 退室および退院後は何のモニタリングもないことを念頭にお
  こう
☑ フルマゼニルやナロキソン等の拮抗薬を使用した場合は再鎮
  静に特に留意しよう
☑ 鎮静を受けた本人は当日の車などの運転は禁止

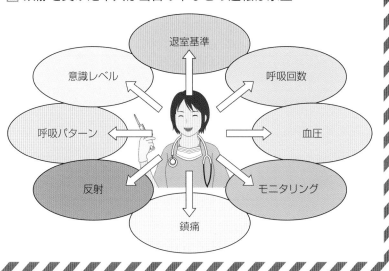

■参考文献

1）Practice Guidelines for Sedation and Analgesia by Non-Anesthesiologists. An Up-
   dated Report by the American Society of Anesthesiologists Task Force on Seda-
   tion and Analgesia by Non-Anesthesiologists. Anesthesiology. 2002; 96: 1004–

17.
2）関島千尋. 小児の日帰り麻酔. 日本小児麻酔学会誌. 2013; 19: 147-52.
3）岡野　紫. 退室基準. オペナーシング. 2014; 29: 544-7.

Memo 鎮静後評価と退室および退院基準について，気が付いたことを書き込みましょう

歯科鎮静の注意点

　歯科治療でも,
①不安が強い患者さん
②異常嘔吐反射を有する患者さん
③血管迷走神経反射のある患者さん
④精神障害を有する患者さん
⑤振戦(振え)の強い患者さん
等で鎮静が必要になります. すなわち, 精神的・身体的ストレスを除去し,
歯科治療を可能にするために鎮静を行います.

　歯科治療の特殊性としては, 口腔という「気道の一部」で操作が行われ
ます. 口腔内でいろいろな器具を使用する場合, 患者さんに噛みこまれる
と危険で, 治療も進みません.

　さらに, 鎮静により嚥下困難が発生し, 嘔吐や誤嚥が起こりやすくなる
ことを理解しておきましょう. 分泌物や出血により気道閉塞も起こりやす
い特徴があります.

　一方, 咬合(噛み合わせ)を確認するために, ある程度指示に従える程
度の鎮静深度に調整することもあります.

　さらに, モニタリングでも二酸化炭素モニターであるカプノグラムを口
腔に取り付けることはできないため, 鼻腔からの呼気で評価する, ことが
多くなります.

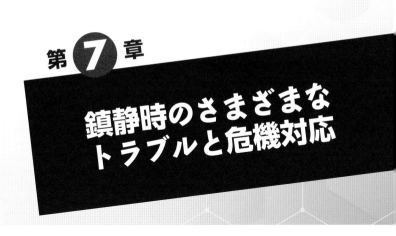

第 **7** 章

鎮静時のさまざまな トラブルと危機対応

Introduction

鎮静時は，呼吸抑制だけでなく，循環器系合併症やアレルギーをはじめとして，さまざまなトラブルが発生します．

そのようなトラブルに対し，医療従事者は力を合わせて対応しなくてはなりません．

今日は，気管支鏡施行時の危機管理体制の構築について，中山先生と藤田先生がディスカッションしています．

■■ 鎮静時のトラブルで最も多いのは呼吸抑制

　今日は，鎮静時の危機管理として，救急カートの整備を行おうと思います．

　どこの処置室にも救急カートはあると思うけれど，鎮静時は少し異なるよ．まず，大切なことは，鎮静は全身麻酔と連続性があるので，それに準じた緊急体制を整えることだね．

　なるほど，手術室と同じような緊急体制ということは，蘇生薬セットや気道管理対応セット，除細動器が必要ということだ

ね．重要なことは，『緊急時に躊躇せずに助けを呼ぶ』ことだね？ **表7-1**

助けを呼ばないと，せっかく用意した蘇生薬セットや気道管理対応セットとかの到着が遅れるからね．

全て急変対応の基本だね．

そして，呼吸抑制が基本なので，『深呼吸を促して，酸素投与を行い，必要なら陽圧換気』という通常の急変対応を行うことが大切だよ．

なるほど，他に特異的なことはあるかな？

やはり，ベンゾジアゼピンに対するフルマゼニル，オピオイドに対するナロキソンなどの拮抗薬が有効なことが多いよ **表7-2**．

なるほど，緊急時薬剤の整備も大切だね．

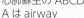 **表7-1** ● 助けを呼ぶ，酸素投与は必須

・助けを呼ばないと効果的な蘇生は不可能！
・どんなときでも酸素投与は重要
・心肺蘇生の ABCD でも
　A は airway
　B は breathing 『酸素が流れているかどうか』の確認

表7-2 ● 鎮静中に患者が低酸素状態に陥った場合

患者が低酸素状態に陥った場合，
①深呼吸を行うように促す
②補助酸素を投与する
③自発呼吸が不十分な場合陽圧換気を行う
＋ベンゾジアゼピンを投与している場合はフルマゼニルを考慮
＋オピオイドを投与している場合は，ナロキソンを考慮

緊急時薬剤に関しては，通常とマイナーチェンジがあるので，そこを確認していきましょう．薬剤に関しては蘇生薬だけでなく，フルマゼニルやナロキソンなどの拮抗薬を含めることも推奨されているよ．

　なるほど，過鎮静になった際に投与すると鎮静状態を拮抗できるからだね．あと，ステロイドや抗ヒスタミン薬も含まれているね．

　これはアナフィラキシーショックの時の対応などを行うためだね．また，ジアゼパムやミダゾラムなどの鎮静薬も救急カートに入っているね．これは何故だと思う．

　局所麻酔薬中毒の際の対応かな？

　明確には記載されていないけど，おそらくその通りだと思うね．薬剤は従来の緊急カートから少なくとも拮抗薬は含めよう．

　気道管理器具が多種類あるね．

　そうだね，やはり，鎮静中のトラブルでもっとも多いのは，呼吸抑制と上気道閉塞だからね．助けを呼ぶのと同時に，肺に何とかして酸素を届けることが大切だからね．上気道閉塞を解除するための経口エアウェイ，経鼻エアウェイなどいろいろなものがあるよね．

　ラリンジアルマスクをはじめとする声門上器具もあるね．麻酔科研修が懐かしいよ．

　声門上器具は，緊急時気道確保に非常に有効だし，気管挿管ほどの訓練は不要なので非麻酔科医にも推奨されているよ．最近は，通常の救急カートにも配備されていることが多いね．

表7-3 ● 鎮静鎮痛における緊急時の用意器具の1例

- 緊急準備薬剤セット
- 点滴セット
- 基本的な気道管理器具
  - 酸素ボンベ
  - 自己膨張型バッグバルブマスク
  - 吸引器具
  - フェイスマスク ⎫
  - 経口もしくは経鼻エアウェイ ⎬ 小児から成人までのサイ
  - ラリンジアルマスクなどの声門上器具 ⎪ ズを準備
  - 喉頭鏡
  - 気管チューブ ⎭

表7-4 ● 鎮静鎮痛における緊急時準備薬剤

- 拮抗薬剤
- ナロキソン　フルマゼニル
- 緊急薬剤
- エピネフリン　エフェドリン　バソプレシン　アトロピン
- ニトログリセリン（錠剤もしくはスプレー）アミオダロン　リドカイン
- グルコース
- ジフェンヒドラミン　ハイドロコルチゾン
- メチルプレドニゾロン　デキサメタゾン
- ジアゼパム　ミダゾラム
- アデノシン　β遮断薬

なるほど，気道確保器具のポイントは他に何かな？

やはり，色々なサイズのものを揃えることだね．鎮静を受ける患者さんの体のサイズはさまざまだからね．後は，喀痰等による気道閉塞も多いので，吸引チューブもさまざまなサイズを揃えておこう．鎮静鎮痛における緊急薬剤や対応器具の基本を示します **表7-3, 4** ．

■ 鎮静中の緊急対応体制

ASA-SED は鎮静鎮痛の施行時は，薬理学的拮抗薬だけでなく，気

道を確保し補助酸素により陽圧換気を行うのに適切な器具（バッグバルブマスクなど）をいつでも使用できるようにしましょう．吸引，気道管理器具，蘇生用薬物がすぐに利用可能な環境が必要です．

　重度の循環器疾患を持っている患者さんに中等度鎮静が施される場合は，除細動器をいつでもすぐに使用可能にしておく必要があります．手術室には，除細動器や気道管理器具，緊急薬剤等の緊急対応体制が整えられていますが，鎮静管理を行う現場でも同様の危機対応管理が求められます．

● 鎮静中の患者さんの観察評価

　鎮静中の患者さんの観察では，全身麻酔の時と同じ Airway, Breathing, Circulation, Differential Diagnosis の ABCD サーベイが有効だと思うよ．

　なるほど，でも**全身麻酔と違って人工呼吸管理されていないので，気道管理には特に注意が必要だよね．呼吸回数，呼吸パターン，経皮的酸素飽和度，カプノグラムを確認する**のだね．

　そうだね，上気道閉塞と呼吸抑制に注意するには，ABCD の AB が特に大切になるよね．

　あと，全身麻酔と異なる点はなんだろう．

　患者さんの体動により点滴が落ちにくくなり，持続薬剤投与に支障が出てしまったり，留置針が抜けてしまうことがあるよ．

　それは僕も経験があるよ．常に点滴が落ちているかどうかや，**薬剤投与時は必ず点滴刺入部を確認して投与する**ように指導するよ．

静脈路の維持は鎮静管理にとって必須だからね.

 確かに，全身麻酔のとき患者さんは不動化がなされているので，点滴や尿道バルーンが折れて閉塞することは珍しかったけど，鎮静下では患者さんの体動があるので，モニターや点滴トラブルも多くなるのだね.

 そうだよ，内視鏡検査などで，部屋を暗くしていたりすると，特に気がつきにくいので注意が必要だね.

■■■ 鎮静中も ABCD アプローチで患者さんの状態を継続的に評価しましょう

A…airway: 上気道は閉塞していないか，喀痰で気道閉塞はしていないか，喉頭痙攣を起こしていないか.

B…breathing: 胸は上がっているか，酸素濃度は適切か（ボンベの残量は大丈夫か）.

C…circulation: 輸液は過少，過剰ではないか，点滴は漏れていないか．心臓へ負担はかかっていないか．血圧は適正か，心電図は大丈夫か，脈拍は適正か．尿量は十分か.

D…differential diagnosis: 現在鎮静管理に対して課題は何かを鑑別すること．急な脈拍上昇は恐怖か痛みか，など.

特に鎮静管理は自発呼吸を維持しながら行うため，AB が問題になることが多く，そのために急変対応器具の準備が必要です.

■■■ 鎮静中のトラブルシューティングの例

以下に鎮静時に起こりやすいトラブルとその対応についてまとめました．全身麻酔の時と異なり，患者さんの体動があることも問題です.

①鎮静中に点滴が落ちにくい

　鎮静時に患者さんの体動があるため，点滴が折れたり，抜けたりすることもあるため，注意が必要です．薬剤投与時は必ず点滴刺入部を確認して投与しましょう．

②昇圧薬を投与しても血圧が上昇しない

　昇圧薬にはさまざまな種類があり，末梢血管を収縮させるフェニレフリンのようなα_1作動薬や抗コリン薬としてのアトロピンなど作用はさまざまです．循環血液量減少など血圧低下の要素が非常に強いときに一過性昇圧薬を使用しても持続的な血圧上昇は期待できないので，輸液負荷が必要です．特に全身状態不良や発熱中の患者さんでは循環血液量減少が原因のことも多く，昇圧薬投与と並行して輸液負荷も必要です．また，鎮静中は全身麻酔と異なり交感神経系の抑制が薄いため，著明な血圧低下の際は，局所麻酔薬中毒，アナフィラキシー，高度低酸素血症などを早急に鑑別する必要があります．

③鎮静中に SpO_2 が低下した

　鎮静中に呼吸抑制以外に SpO_2 が低下する原因としては，

1) モニターがきちんと波形を把握していない
2) 末梢循環が高度に障害されている（SpO_2 は指先で測定するため）
3) 何らかの要因で血液内の酸素が本当に減少している

などの可能性があります．鑑別には，SpO_2 のシールを変えてみる，指を変えてみることや，動脈血ガス採血を行い，酸素化能を把握するなどが考えられます．鎮静時は，体動等で SpO_2 モニターが外れることもあり，注意が必要です．

ⓅOINT

☑ 鎮静の急変対応の基本は助けを呼ぶこと，酸素投与

☑ 鎮静の緊急対応カートは，気道管理器具を充実させよう

☑ 鎮静の緊急対応薬剤は蘇生薬だけでなく，拮抗薬も配備しよう

☑ 鎮静中は気道，呼吸，循環を継続的に評価しよう

☑ 鎮静中は患者さんの体動があるので，ライン類の管理に注意しよう

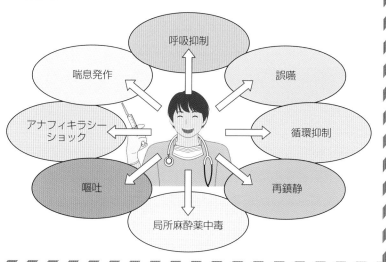

■参考文献

1）藤谷茂樹. 院内急変対応システム（RRS）の概論. 聖マリアンナ医科大学雑誌. 2017; 45: 85-93.

2）小山　薫. 救急カートに入れておくべき救急薬. Modern Physician. 2016; 36: 505-7.

3）Practice Guidelines for Sedation and Analgesia by Non-Anesthesiologists. An Updated Report by the American Society of Anesthesiologists Task Force on Sedation and Analgesia by Non-Anesthesiologists. Anesthesiology. 2002; 96: 1004-17.

Memo

鎮静時のさまざまなトラブルと危機対応について，
気が付いたことを書き込みましょう

局所麻酔薬中毒

　この本を読まれている方は，「なんて鎮静は恐ろしいのだ，全て局所麻酔下で手術すれば安全なのに」，と思われたかもしれません．しかし，局所麻酔薬は安全な使用可能量が限られており，その量を超えると，局所麻酔薬中毒になってしまいます．

　局所麻酔薬中毒では，血中濃度が上昇するに従い，めまいや耳鳴り，口周囲のしびれから始まり，徐々に多弁や興奮状態になり，その後に意識消失，痙攣が生じます．

　そしてさらに濃度が上昇すると，昏睡，呼吸停止に陥り，重症な場合は心毒性（血圧の低下や徐脈や頻脈，心室性不整脈，心停止）が生じます．

　米国心臓協会二次救命処置ガイドラインのトピックスの1つは，局所麻酔薬中毒への対応です．米国心臓協会の心肺蘇生ガイドラインにも脂肪乳剤による治療方法である Lipid Rescue™ が正式に記載されました．超音波ガイド下末梢神経ブロックの普及とともに，局所麻酔薬中毒による循環破綻，心肺蘇生例は増加する可能性があります．ゆえに，局所麻酔薬中毒を原因とする心停止に対する蘇生法の習熟が必要です．

　鎮静下で局所麻酔薬中毒が発生した場合，患者さんはめまいや耳鳴りを訴えにくいかもしれません．呼吸も管理されているので，皆さんが局所麻酔薬中毒を疑うのは血圧低下，不整脈，心停止になるかもしれません．日頃から局所麻酔使用量に注意し，ブロック後もバイタルサインに気をつける必要があります．

　Lipid rescueは非常に有効な蘇生法ですが，重要なことは20%脂肪乳剤1.5mL/kg　その後　0.25mL/kg/min 持続投与の「持続投与」を行います．長時間作用性の局所麻酔薬に比して，この脂肪乳剤も半減期が短いため，再度局所麻酔薬中毒症状が発生することもあります．拮抗薬が局所麻酔薬より作用時間が短いのは，鎮静薬拮抗後の再鎮静と同じく，注意しましょう．

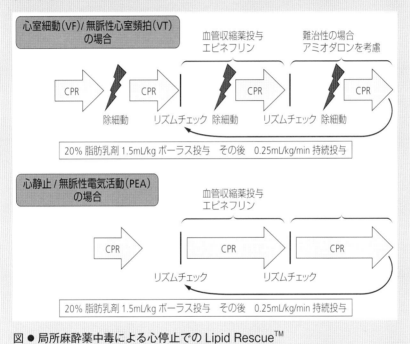

図 ● 局所麻酔薬中毒による心停止での Lipid Rescue™

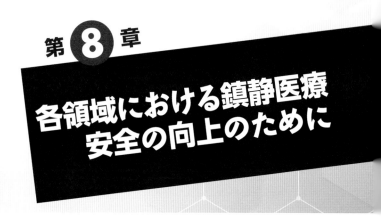

第**8**章
各領域における鎮静医療安全の向上のために

Introduction

これまでの7章で，中山先生は，各診療科の先生達と鎮静の医療安全についてさまざまなディスカッションを行ってきました．

鎮静を取り巻くさまざまな問題点の把握もできましたが，システム改善はこれからです．

今日は，中山先生が教育担当看護師長である国政師長と共に，黒澤教授にこれまでの経過報告をしています．

■■ 各診療科の鎮静医療安全管理で共通すること

　3か月経過したけど，各診療科の鎮静医療安全意識は変わったかな？

　はい，色々な診療科の先生と話し合いましたし，ASA-SEDについても紹介を続けました．はっきりと理解できたことは，どの診療科も鎮静管理に関する危険性は理解できているということです．

なるほど.

 モニタリングの必要性，呼吸抑制や上気道閉塞解除の重要性，術前評価の重要性等は理解していると思います．そして，退室や退院基準に関しても，危機的状況を経験しているようなので理解は早かったと思います.

 病棟，外来を問わず，看護師も同様です．鎮静を行わないと処置や検査ができないことをわかっていますが『自分たちは何をすればいいのか』をイメージする必要があると思います.

 なるほど，みんな鎮静の医療安全を向上させる気持ちは強いのだね.

■ 鎮静の医療安全管理向上のための多職種連携

 ASA-SED でも鎮静医療安全向上についても記載されていましたよね.

 その通りです．2018 年度版の改訂で，鎮静医療安全向上のためには，緊急対応システムの整備，有害事象報告とフィード

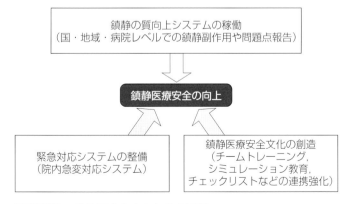

図 8-1 ● 鎮静医療安全のための推奨

バック，そしてシミュレーションなどを用いた医療安全文化の
創造が大切です．

なるほど．

そして ASA-SED は，設備や新たな薬剤の出現により適宜変
更していくことが大切と強調しています．

非常に実践的ですね．

しかし，先生，一部の先生たちが，鎮静の危険性を理解して
モニタリングや退室基準を設定しようとしても，全員にコンセ
ンサスがあるわけではありません．また，看護師をはじめとす
るメディカルスタッフの理解も必要です．

なるほど，医療安全の改善に全体的な統一性がないと，余計
危険かもしれないね．

なので，**病院全体における全体コンセンサス育成や医療安全
推進部によるアクションが必要**と思います．すなわち，鎮静を
行う場合に除細動器，心電図，カプノグラムを装着することの
標準化などです．これは，一人の医師が判断できることではな
く，システム化が必要です．

**医療安全というのは個人の努力だけで変えることはできませ
ん．ある程度システム化しないといけない**し，そのシステムを
病院全体に普及させるのが医療安全推進部の役目だよ．医療安
全推進部にもお願いするので，とりあえず何が必要かな．

やはり，鎮静用救急カートが第一です．さまざまなサイズの
気道管理器具，吸引などを準備すること．薬剤は通常の蘇生薬
だけでなく，拮抗薬が必要と思います．あと，除細動器も鎮静
を行うフロア内に配置すべきと思います．

鎮静を行う場所に関連する全ての部署が参加する

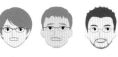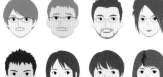

① 使用する鎮静薬
② 使用するモニタリング
③ 使用する記録方法
④ 急変時対応
（救急カートの中身，緊急薬剤の評価）

多職種でガイドラインを検討し，
合意の上で医療安全を「創る」

図8-2 ● 多職種で「鎮静」の医療安全を「創る」

　もちろん，看護部も緊急コールや救急カートへの習熟ができるように協力は惜しみません．

　わかりました．物品面は私が病院長にかけあって対応しましょう．ところでルール面はどうしますか？事務方も含めて，多職種連携による医療安全を創り出しましょう．

　やはり，**事前の患者に対する絶飲食指示の徹底，退室・退院におけるスコアリングによる評価，鎮静レベルによるモニタリングの必須化が必要**と思います．

　そうだね，まずはそこから始めよう．

■各領域での鎮静の医療安全向上のために

　それぞれの診療科ごとに処置や検査の特性があり，主に使用される鎮静薬・鎮痛薬やその投与経路も異なります．ゆえに，各診療科の処置内容に特化した鎮静医療安全管理が必要です．さらに，鎮静の安全管理は医師だけでなく，メディカルスタッフの協力，看視も重要です．局所麻酔手術における鎮静などに関するモニタリング，危機管理，危

機対応を院内で実際の臨床業務を行うメンバーでシミュレーショントレーニングを行いましょう.

　院内でシミュレーショントレーニングを行うことで, 各診療科医師やメディカルスタッフ間の相互の業務内容理解やコミュニケーションの推進や, 鎮静の医療安全に対するディスカッションにつながります.

● 多職種で行う鎮静シミュレーションで問題点共有を

　先生, 私が心配なのは, 各診療科からの反発です. 我々や各診療科の一部が理解しているだけでは, 鎮静の安全性を保つことはできません.

　その通りだね. ASA-SED にあるように, 関係する職種全員に鎮静の危険性と安全を追及する方法を理解してもらう必要があるね. シミュレーション教育が一番だと思うよ.

　シミュレーションというと蘇生講習会みたいな講習会形式ですか?

　その通りだよ. 今度, 院内全体に対して, シミュレーション講習会を開催しよう. 私がコースディレクターをするよ. シミュレーションは患者さんに実害を与えず, 落ち着いた「安全な」環境で診療科間, 職種間の討論ができるので, 非常に素晴らしい教育方法だよ.

　そういえば, 昔, 黒澤先生は, 『院内で共に働く人たちとシミュレーションを行うことで医療安全を創ることができる』と言っていました.

　そうだね, **同じ部署で顔を合わせる人たちと共に, シミュレーションを行うことで, 問題点抽出ができて医療安全向上につながる**ね. さらに, 内視鏡室などの実際の医療現場でマネキンを置いて行うシミュレーション法も問題点抽出に有効だよ.

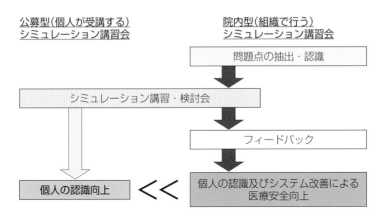

図 8-3 ● 院内型シミュレーション講習会の有用性

　　全くその通りと思います．実際の患者さんがいない環境でないと多職種での患者安全，医療安全改善を話し合うことは難しいと思います．

　　共に患者さんを守るのが麻酔科だから，全ての医療職は患者中心で話し合えばわかりあえる，ということですね．

　　シミュレーション講習会を継続的に開催することで，院内全体の意識も変わっていくのだよ．まさに，**個人の学修とシステム改善の両方で，医療安全を推進していく**のだよ．

各診療科での鎮静の安全性の議論が必要

　　先生，当たり前のことかもしれませんが，鎮静の目的は各診療科により大きく異なることを認識することが大切だと再認識しました．

　　大切なことは，たとえば，人が倒れて，心停止が疑われた場合に胸骨圧迫というのがルーチン対応だけど，心臓外科術後の場合は胸骨正中切開後なので圧迫は不適切かもしれません．また，妊婦さんの急変や蘇生では，子宮左方移動が必要です．こ

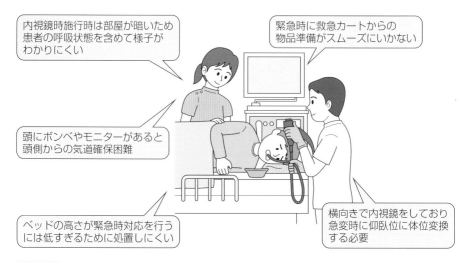

内視鏡時施行時は部屋が暗いため患者の呼吸状態を含めて様子がわかりにくい

緊急時に救急カートからの物品準備がスムーズにいかない

頭にボンベやモニターがあると頭側からの気道確保困難

ベッドの高さが緊急時対応を行うには低すぎるために処置しにくい

横向きで内視鏡をしており急変時に仰臥位に体位変換する必要

図 8-4 ● 消化管内視鏡時の鎮静の問題点

のように，最も基本的な胸骨圧迫でさえもベストな方法が診療科ごとに違います．まして，鎮静のような複雑性の高いものはなおさらです．

　なるほど，だからこそ，各診療科で各手技の鎮静に関するシミュレーショントレーニングを行い，安全性を討議していく必要があるのですね．

　各診療科，各鎮静部署ごとの多様性を理解し，それぞれの現場ごとに多職種で話し合うことが大切なのです．ある病院で消化管内視鏡時の鎮静に関して，シミュレーション講習会を行って得られたコンセンサスを図に示すよ **図 8-4** ．

　確かに，患者さんのために鎮静をしているという共通目標を認識すること，そして，その鎮静を安全に行うことで，チーム医療が育まれていくのですね．

　看護師の申し送りというのはまさにその部署間のコミュニケーションなのです．しかし，バックグラウンドの知識の共有

●名ばかりの「チーム医療」にならないために鎮静の
　目的の再確認が必要
　（①安全に処置・検査を行うため
　　②不安, 痛みを取るため）
●それぞれの職種の立場からの鎮静プロトコール,
　鎮静急変対応を確立する

> 患者を守ることは全員の共通目標
>
> 自ら「創る」鎮静の医療安全

図 8-5　● 対立・無責任モデルから, 共有・協働モデルへ

ができていることが必要条件ですね.

　そうだね, **シミュレーション環境で共に医療安全を考えることは臨床現場でしばしば問題となる『対立・無責任モデル』を, 『共有・協働モデル』に変えていくことができる**からね.

■■各領域における鎮静の安全性向上のために

　消化器・呼吸器内視鏡検査や歯科治療, 小児 MRI 検査など, 鎮静は手術室外でも頻繁に行われています. 鎮静は, 手術室や救急初療室のような十分なモニター設備がある場所だけでなく, 緊急時に設備が不十分な場所で行われることも多く, 施設間や診療科間ごとに統一性がないのが現実です.

　各領域の鎮静に関する医療安全の向上には, 鎮静・鎮痛薬に対する知識や経験が豊富な麻酔科医と当該診療科の専門家が協力することが大切です. 第 1 章で述べたように, 鎮静の有害事象の要因として, ①患者側要因, ②環境要因, ③医療スタッフ要因があげられます.

　鎮静の医療安全の向上には, 医療者個人の努力だけでなく, 医療システムの改善が重要です. 医療システム改善の例としては, ASA-SED に準拠し, 経皮的酸素飽和度, 心電図に加えて, 呼吸数やパターンに関する記載を義務づけることや, それぞれの病院における鎮静後の退室・退院基準の策定を行うことです. このように, 医療者個人による

鎮静に対する学修だけでなく，病院の医療安全システムの両方が重要です．

● 院内急変対応システムの構築も重要

 　もう一つ大切なことは，患者さんそれぞれの薬剤感受性が異なるので，どんなにモニタリングをしっかりしても，ある一定確率で急変が発生するということです．

 　その通りだね．現在の**心肺蘇生時のみの急変コールだけでなく，急変時の院内急変対応システムも確立する必要がある**ね．救急部と相談しておきます．

 　その通りです．緊急時に院内急変対応システムをきちんと起動させ，酸素化と上気道開通を行うという重要性をみんなに伝えたいのです．

 　わかりました，先生の言うとおりです．まさに鎮静急変対応は院内急変対応としてぴったりと思うので，すぐに対応します．

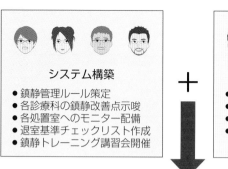
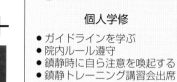

図 8-6 ● システム構築と個人学修で鎮静医療安全は向上する

　　　　JCOPY 498-05618

有難うございます．どんなに気をつけても急変発生はゼロには
ならないのでセーフティーネットの構築が大切と思いまし
た．

　　その通り，システム構築と各医療者の自主学修を併せること
で鎮静医療安全は向上させましょう．

■■■迅速対応システム（Rapid Response System：RRS）とは

　心肺蘇生法の標準化と蘇生教育の広がりにより，院外心停止の救命
率は上がってきています．しかし，院内心停止の予後改善は芳しくあ
りません．日本では正確な統計がありませんが，「医療事故の全国的発
生頻度の研究」では年間約4万件の医療事故があり，約2万件は予防
できたと報告されています．

　欧米での院内心停止の多くが6～8時間前に何らかのバイタルサイ
ンの異常を示していると報告されており，異常所見の時点で適切な対
処をすれば心停止回避率は上昇します．院内急変対応におけるRRS
は『心停止になる前に救命すること』を目的としています．鎮静管理
においても，このようなRRSの構築が重要です．

　**鎮静現場での患者の急変は呼吸状態の悪化で始まることが多く，気
道確保の判断と実施が重要**です．鎮静が行われる処置室では手術室や
救急初療室のようにベッドの高さや挿管困難カートなどが整備されて
いません．このため，気道確保困難症例でなくても，気管挿管やバッ
グバルブマスクによる酸素化が難しい場合もあります．

　過鎮静患者で重要なことは全身の酸素化です．バッグバルブマスク
で酸素化ができて状態が安定するなら，気管挿管は必須ではありませ
ん．RRSチームが来るまでに酸素投与と救急カート内の救命器具を用
いて何とかして患者さんの酸素化を保ちましょう．

■■■ 鎮静の安全性は国際認証でも重要

　また，現在，日本の医療施設でも Joint Commission International (JCI) の注目度が高まっています．JCI は 1988 年に米国の医療施設を対象とした第三者評価機関として設立されました．JCI は，各医療現場 14 分野 1,220 項目を調査する事で「医療の質の向上」を評価します．JCI の審査項目に「鎮静の質の向上」が含まれており，早期の異常徴候の認識のみならず，速やかな気道確保，酸素投与，陽圧換気による呼吸抑制や停止の解除などの緊急対応が含まれます．JCI を病院として受講する場合でも，メディカルスタッフを含めた教育法としてシミュレーションを用いた鎮静トレーニングが有効です．

ⓅOINT

- ☑ 鎮静の医療安全向上には個人の学修とシステムの改善が必要
- ☑ 院内型のシミュレーション講習を行うことで多職種連携が推進する
- ☑ 実際の医療現場でシミュレーションを行うと様々な問題点を発見できる
- ☑ 鎮静の医療安全には多職種で安全を「創る」姿勢が大切
- ☑ 鎮静時の院内急変対応システムの確立も重要

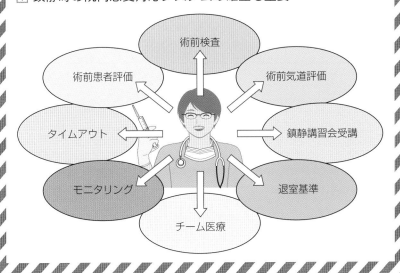

■参考文献

1) 藤原俊介. 手術室内で行う SED 実践セミナー（セデーショントレーニングコース）の意義. 麻酔. 2014; 63: 934-7.
2) 駒澤伸泰. 各領域における鎮静の医療安全にセデーションレーニングコースが貢献するには. 日臨麻会誌. 2014; 34: 281-5.
3) 駒澤伸泰. 麻酔・救急領域における医療安全向上のためのシミュレーション教育の意義と課題. 日臨麻会誌. 2014; 34: 214-21.

4) Practice Guidelines for Moderate Procedural Sedation and Analgesia 2018: A Report by the American Society of Anesthesiologists Task Force on Moderate Procedural Sedation and Analgesia, the American Association of Oral and Maxillofacial Surgeons, American College of Radiology, American Dental Association, American Society of Dentist Anesthesiologists, and Society of Interventional Radiology. Anesthesiology. 2018; 128:437-79.

Memo

各領域における鎮静医療安全の向上のために，
気が付いたことを書き込みましょう

COLUMN
緊急時気道管理器具としての声門上器具

　声門上器具とは，「マスクを咽頭部に留置することによって換気する器具」の総称です．開発から20年以上が経過し，近年はさまざまな種類が開発されています．声門上器具の代表格であるラリンジアルマスクは，その名前の通り咽頭（laryngeal）にフィットさせるマスクです．比較的手技が容易かつ非侵襲的であることから，世界中で使用されています．

　声門上器具は一般的な全身麻酔の気道確保だけでなく，換気困難な症例においても咽頭部の閉塞を解除することが知られています．麻酔科領域でも，声門上器具は換気困難および不能時の第一選択としての役割を担います．

　さらに，院内急変・救急医療の現場でも気道確保困難時に使用が推奨されています．心肺蘇生のガイドラインでも，気管挿管の代替手段として推奨されています．多くの病院で，救急カート内に入れる気道確保器具として採用されています．過鎮静時の呼吸抑制時に，バックバルブマスク換気が難しい場合，換気補助に役立つ可能性があります．

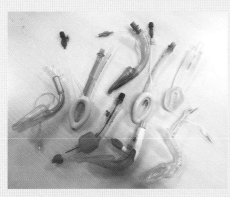

（駒澤伸泰. 麻酔科研修実況中継！ 第1巻. 東京: 中外医学社; 2016 より）

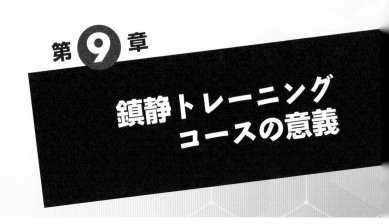

第**9**章

鎮静トレーニング
コースの意義

Introduction

今日は，讃岐医科大学病院で，鎮静トレーニングコースが行われます．
第1回の今回は，各診療科の代表，外来・病棟の教育担当看護師や，
薬剤部部長，医療安全推進を統括する病院長や医療安全推進部長も
参加しています．

■■ 鎮静トレーニングコースの院内開催

　　いやいや，たくさん参加してくれていますね．

　　はい，ほとんどの診療科が集まっています．オブザーバーと
して病院長もこられていますね．

　　それだけ鎮静の医療安全は病院全体での課題なのだよ．

　　看護部からの期待も非常に大きいです．今日は第1回目と
いうことでベテランばかりですが…

今日はコースディレクターよろしくお願いします．このような院内講習会で大切なことは何ですか？

　インストラクターとして大切なことは，現状の医療を否定しないことだよ．**何を行えば，現状が改善されるかを受講生とともに追求する姿勢が大切**だね．

　医療安全は共に創るもの，という考え方ですね．わかりました．頑張ります．消化器内科の渡辺先生も，呼吸器外科の藤田先生も来てくれています．

　表 9-1, 2 に私が構築した鎮静トレーニングでの強調点と時間割の1例を示します．おそらく，どのような規模や専門の病院でもこの原則は変わらないと思います．

鎮静トレーニングコースの総合的学修目標

1）患者術前評価と鎮静計画
2）鎮静実行（患者監視モニターの装着を含む）
3）鎮静の変更・追加（患者再評価を含む）
4）処置終了後の患者評価
この4点をさまざまな角度から学びます．

　コースを通じて強調することは，鎮静薬の危険性の理解，鎮静薬と鎮痛薬の相乗効果，患者ごとの鎮静深度評価，再鎮静への対応，使用薬剤の最大効果発現時間や半減期に対する理解です **表 9-1** ．

表 9-1 ● 鎮静トレーニングコースでの強調点

①安全な鎮静薬は存在しない
②鎮静薬と鎮痛薬は相乗効果がある
③鎮静深度は患者ごとに評価する
④拮抗薬は鎮静薬より作用時間が短い⇒再鎮静に注意！
⑤薬剤は「投与後もっとも効果が強く出る時間」と「半減期」を意識して使用する

表 9-2 ● 鎮静トレーニングコースの時間割の 1 例

	学習目標
プレアンケート	学習ニーズと鎮静管理に関する疑問点の整理とインストラクターの共有
講義	米国麻酔科学会「非麻酔科医のための鎮静鎮痛ガイドライン」の解説 医療システム改善の重要性を強調（院内コンセンサス，退室基準）
カードを用いたシミュレーション	鎮静薬と鎮痛薬，拮抗薬の分類，相互作用の把握，疑問点の解消とディスカッション
緊急時気道管理ハンズオン	呼吸状態の評価を意識づけ（呼吸パターン，回数，SpO_2 等），酸素投与法，スキルトレーナーを用いた基本的気道管理（バッグバルブマスク，ラリンジアルマスクをはじめとした声門上器具）の習得
鎮静深度評価訓練	模擬患者とバイタルサインモニターを併用して鎮静深度の評価を行う
人型シミュレーターを用いたシナリオトレーニング	臨床での実践対応に関して人型シミュレーターを用いてシナリオベースでのトレーニング
ポストアンケートとディスカッション	鎮静の医療安全改善のために個人の改善点とシステム改善点を描出し，全体で討議を行う

（駒澤伸泰. 麻酔. 2017; 66: 996-1000[4]) より一部改変）

▓▓ 講義

　　皆様，おはようございます．講義をさせていただきます，医学教育学の黒澤と申します．今日の鎮静トレーニングコースは，この病院の鎮静の安全性向上のために皆様に集まっていただきました．多職種，多診療科で臨床の場を離れたシミュレーションを行うことで，共通理解が生まれ，さらなる鎮静医療改善につながります．日本には，いまだ処置時鎮静のガイドラインはありませんので，ASA-SED を基本にしたいと思います．皆様が自身のお立場で，『**何をすれば改善していけるか**』を考**えていただきたい**と思います．

黒澤先生はやはり上手ね，こういうの．

 そうだね．懐かしいね．

 このように量的だけでなく質的な表現が多いと多職種でイメージ共有ができますね．

 普段は滑舌が悪いけど，セリフのあるときは流暢です．

　講義は，鎮静事故の紹介⇒ ASA-SED の紹介⇒基本的気道管理器具の紹介と助けを呼ぶことの重要性⇒鎮静薬鎮痛薬投与方法⇒院内急変対応システムの重要性⇒多職種連携の重要性，と続きました．

 黒澤先生，講義をありがとうございます．質問があります．鎮静事故というものは予防しようとしても完全には不可能と思います．診療効率も大きく低下する可能性があります．その辺りのバランスをどのようにお考えですか？

 これは，医療安全推進部の責任者をしている私から回答致します．現在，当病院での鎮静時の高度低酸素血症の報告は年間 2～3 件です．しかし，インシデントは，50～60 件報告されています．**鎮静事故は完全に予防できずとも，各診療科へのモニタリングの意識付け，退室基準の策定，院内急変対応システムの確立でかなり減少する**と思います．診療効率に関しては，回復室の活用によりほとんど低下しないと思います．

 わかりました．診療効率が低下しないのであれば，安全のためにモニタリング器材を配備することは受け入れやすいと思います．

▣ 講義パートの学修目標

● 学修目標: ASA-SED ガイドラインの概略を理解します

基本的な気道管理や鎮静薬，鎮痛薬などの考え方を学びます．
講義内容は ASA-SED ガイドラインの解説と鎮静の意義です．

- ●気道管理器具や鎮静薬の紹介は各施設の現状に合わせる
- ●鎮静薬は最大効果発現時間や半減期についても含める
- ●呼吸パターン映像をできる限り入れる
- ●緊急時に call for help の重要性，どんなときに呼ぶべきか？を強調する

最初に，各領域（歯科，消化器など）での鎮静の問題点などを講義前にサマリーしてもいいかもしれません．

▣ 基本的気道管理のセッション

　　ここでは，基本的な気道管理について学びたいと思います．まず，ここで強調したいのは，**鎮静を行っている処置室は手術室や救急部ほど気道管理器具が揃っていないこと**，です．『**緊急気道管理なんて簡単だ』，と思わないこと**です．もう１つ重要なことは，**過剰鎮静により「突然」呼吸停止になることは稀ということです．過鎮静による呼吸抑制が起こり，徐々に上気道閉塞が発生して低酸素血症につながる**のです．視診や経皮的酸素飽和度やカプノグラムによるモニタリングを行っていても，どうしても呼吸抑制は発生します．その場合は助けを呼ぶことと，酸素投与を行うことです．猫の手も借りたいと言いますが，助けを呼べば基本蘇生手技を学んだ熱意ある研修医がたくさん集まってきてくれます．非常に助かります．

懐かしいね．とりあえず『困ったら人を呼べ，呼ばれたら現場へ直行せよ』が黒澤先生の口癖だったからね．

　看護部としても，急変時は人を呼び，初期対応をする，急変対応チームが来ればできる限り補助をする，というスタンスは理解しやすいです．

　そして，実習はマネキンを用いた頭部後屈顎先拳上法，経口エアウェイ，経鼻エアウェイによる舌根沈下介助法，ラリンジアルマスクなどの気道閉塞解除法が行われました．

　黒澤先生，非常にわかりやすい説明ありがとうございます．質問ですが，ラリンジアルマスクは，挿入後にズレたりして，確実な気道確保が不可能ではないですか？

　ご質問有難うございます．**ここでのラリンジアルマスクの意義は，手術時のような高い陽圧換気ではなく，あくまでも舌根沈下解除，気道閉塞解除のため**ですので，『少しでも高濃度酸素が肺胞に届くように』という目的です．緊急気道確保のための，院内急変対応チームが到着するまでのレスキューという意味です．

　なるほど，これは不勉強でした．理解できました．確かに，今の 40 歳以下の研修医は，ほとんどが麻酔科研修でラリンジアルマスクを使用しているので，緊急時使用に期待できますね．

　ご理解有難うございます．それでは，救急カートに数種類のラリンジアルマスクを入れる件も OK でしょうか？

　皆さんの理解があるのであれば何ら問題はありませんよ．こういう風に意見を聞きながら相談しながら学ぶのはコンセンサ

スが作りやすくていいですね.

　これが,『みんなで創る医療安全』ですよ. 他職種, 他診療科を理解し, また理解されることで, 医療安全は創られると考えています.

基本気道管理の学修目標

● 学修目標: 呼吸状態の評価を意識づける (呼吸パターン, 回数, SpO_2 等)

・Call for help, 酸素投与の重要性
・基本的気道管理の習得

気道管理が可能なマネキンを使用. 換気と声門上器具や換気補助器具使用が可能であればよい (気道管理タスクトレーナーなど).

まず, 呼吸抑制とは何かどのように発見するのかを再度強調.

必須の手技は下記のモニタリング:

①用手的気道確保法 (triple airway maneuver, 頭部後屈顎先挙上, 下顎挙上)

②バッグバルブマスクを用いた換気と換気補助方法と換気補助器具 (2人法での換気, 経口エアウェイ, 経鼻エアウェイ, 吸引)

③声門上器具 (ラリンジアルマスクなど) については, 紹介は必須. 対象によっては必ずしも実際にトレーニングする必要はない

強調するポイントとして

● 気道トラブルの際の call for help の重要性
● 酸素投与の重要性

■■■ カードシミュレーション

　このセッションでは，鎮静薬と鎮痛薬を記したカードを机の上に並べていますので，鎮静薬や鎮痛薬の分類等や日ごろ疑問なことをディスカッションしてください．インストラクターの先生達は，拮抗薬使用時の注意点，鎮静薬と鎮痛薬の相乗作用について説明してください．カードシミュレーションは使用薬剤が同じ各部署同士で行いましょう．

■■■ 消化器内科・内視鏡室の医師，看護師，臨床検査技士が集まったブース

　はい，みなさんミダゾラムを鎮静に使用されているということですが，どれくらいの量から投与するなどの投与方法基準はありますか？ガイドラインでは，特に量の推奨はなく，少しずつ患者さんの反応を評価する滴定投与の方針を推奨しています．

　それぞれ先生により非常に投与方法や評価方法のばらつきが多いのが現状です．看護サイドは混乱します．この点を改善できませんでしょうか？

　それなら，追加投与は，少量ずつ追加投与にして，投与後5分の段階で必ず反応性や呼吸回数を計測することにしましょう．

　やはり Off the job で落ち着いた状態で話し合うと建設的な討論ができますね．

　そうだね，各部署で多職種が顔を突き合わせて討論することが必要だね．

■ カードを用いたグループディスカッションの目標

● 学修目標: 各種薬剤の特徴, 鎮静薬と鎮痛薬の相互作用を知ること.

事前にカードをインストラクターが作成しておくことが大切.

内容は, シナリオを提示し, どのような薬剤でセデーションを行うか, を受講生間で討論します. シナリオは4のシナリオトレーニングと合わせ1−2シナリオを目安とします.

目的は以下の4点を理解することです.

- 鎮静薬と鎮痛薬の違い
- 適切な鎮静, 鎮痛の評価
- 鎮静薬と鎮痛薬の相互作用
- 鎮静薬のさまざまな副作用（呼吸抑制, 循環抑制）と患者評価（特定領域コースの場合）各領域に特化した薬剤でカードを作成

■ シナリオトレーニング

 それでは, 今からこれまで学んだ知識を統合するシナリオトレーニングです. 症例は 65 歳男性, 165cm, 90kg です. 大腸癌に対し, 下部消化管内視鏡を行う予定です. 既往に高血圧と狭心症があります. このような患者さんに対し, 鎮静計画から練っていただきたいと思います. では, はじめに藤田先生お願いします.

 まずは気道系の診察を行います. おそらく, いびきの既往があれば, 睡眠時無呼吸症候群の可能性があり, 気道閉塞をきたしやすいかもしれません.

 素晴らしい. ではモニターはどうしますか? 渡辺先生.

はい，中等度鎮静で十分かと思いますが，呼吸循環のリスクがありますので，血圧計，経皮的酸素飽和度，カプノグラムだけでなく心電図を使用する予定です．

　　内視鏡室の看護師の方，緊急対応体制はどうでしょうか？

　　そうですね，除細動器が使用可能であること，緊急カート内に薬剤があることを各部署に確認いたします．

　　素晴らしいです，それではシナリオに入っていきましょう…

　　やはり，鎮静前に情報共有やリスク評価は必須ですね．

　　そうですね．手術開始前みたいに，タイムアウト的なものが必要ですね．

　　それでは，鎮静前にリスクを情報共有し，モニタリング計画を情報共有するタイムアウトを行うことでいいですね．

　　コンセンサスに基づいたルールであれば異存はありませんよ．

■ シナリオを用いた統合的トレーニングの学修目標

● 学修目標: これまでのセッションで学んだ鎮静に関する計画や安全管理を実行できること

下記の5点を継続的に強調

- ●鎮静を行う前の患者評価とリスク把握
- ●鎮静施行時のモニタリング
- ●鎮静における鎮静薬と鎮痛薬のバランスの重要性
- ●鎮静施行時の呼吸抑制，停止とその対応
- ●鎮静施行後の回復時モニタリングの意義

模擬患者やシミュレーターを用いてシナリオを行い，統合的なトレーニングを行います．

　使用シミュレーターは，モニターの出ないマネキンでも可能です．ただし，その場合，ホワイトボードに記載するなどモニタリングを意識させる必要があります．高機能マネキンを用いる場合は，できるだけシミュレーターから生体情報を取るようにインストラクターが注意します．鎮静深度の評価スキル獲得のためには，**表9-3** のようなチェックリストを受講生につけてもらうのも有効です．それぞれの学修目標に合わせて，適宜改変することをお勧めします．

講義

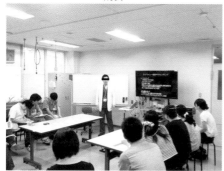

基本的気道管理訓練

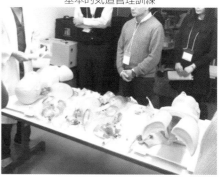

カードシミュレーション

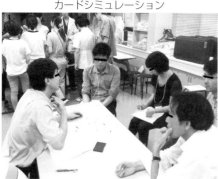

シナリオトレーニング

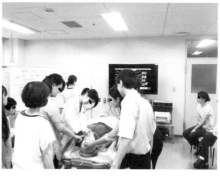

図 9-1 ● 鎮静トレーニングコースの風景

表9-3 ● 鎮静評価シートの 1 例

			:	:	:	:
	時間					
	評価のタイミング		処置前	鎮静薬投与後	鎮静薬追加後	処置終了後
	鎮静薬の使用	薬剤名・量・投与方法				
	鎮痛薬の使用	薬剤名・量・投与方法				
鎮静状態	鎮静レベル	RASS:+4〜-5				
	痛みレベルBPS	顔の表情:1〜4				
		上肢の状態:1〜4				
	ASA 鎮静の深さ	覚・浅・中・深・全	覚・浅・中・深・全	覚・浅・中・深・全	覚・浅・中・深・全	覚・浅・中・深・全
呼吸状態	投与酸素の有無		なし・あり	なし・あり	なし・あり	なし・あり
	呼吸数	回 / 分				
	SpO_2	%				
	CO_2	mmHg				
	カプノ波形		整・不整	整・不整	整・不整	整・不整
	呼吸関連の懸念		なし・あり	なし・あり	なし・あり	なし・あり
循環状態	心拍数	bpm				
	血圧	収縮期 / 拡張期	/	/	/	/
	リズム		整・不整	整・不整	整・不整	整・不整
	心電図異常波形		なし・あり	なし・あり	なし・あり	なし・あり
	循環関連の懸念		なし・あり	なし・あり	なし・あり	なし・あり
	体表の発赤	アレルギーの可能性	なし・あり	なし・あり	なし・あり	なし・あり
	処置, 連絡などのアクション		不要・必要	不要・必要	不要・必要	不要・必要

(駒澤伸泰. 麻酔. 2017; 66: 996-1000[4] より一部改編)

このように，鎮静トレーニングコースは無事に終了しました．コース最後のディスカッションでは，鎮静管理に対する各診療科，各部署での評価作成の重要性が話し合われ，次回の医療安全推進部会議で検討されることになりました．

鎮静に関する同意取得に関しては，最初の一歩として「処置の同意書に必ず鎮静に関して記載すること」の合意が得られました．また，全診療科における絶飲食時間の徹底が合意されました．

■■■鎮静トレーニングコースの工夫

鎮静トレーニングコースは，各施設内で通常の臨床メンバーと行うことが医療安全改善にはもっとも有効です．

それぞれのパートの工夫としては，

①の講義は事前学修を推奨し，受講生間のディスカッションを重視しています．

②のカードシミュレーションは，受講メディカルスタッフや初期臨床研修医から，薬剤のイメージがつきにくいという指摘がありました．薬剤のイメージを高めるため薬品名だけでなく，さまざまな一般名でも記載を行い，アンプルなどの写真を掲載することも有効です．

③の気道管理トレーニングは，鎮静時の緊急対応も全ての医療従事者が協力して行うべきと考え，基本的気道管理を重視しています．一般病棟や処置室などでの緊急時気道確保器具や酸素供給源の有無などについての討議を加えています．

気道管理に習熟していない受講生を対象とした場合，声門上器具の練習よりも，酸素供給源の確認，バッグバルブマスクを用いた用手換気，経口や経鼻エアウェイを用いた舌根沈下の解除に重点を置いて訓練しています．

④シミュレーション環境を用いたシナリオトレーニングでは，術前

鎮静計画や患者の合併症の評価を行う目的で，受講生がホワイトボードに問題点を書き出す方式を採用しました．そして，鎮静開始前に「必要な鎮静深度の決定とリスクの把握」，「鎮静時のモニタリング」，「鎮静時の注意点」をタイムアウトのように述べてもらうことでリスク把握と準備を意識づけるように試みています．

　シミュレーターを保有していない施設でも，インストラクターが模擬患者となることで，シミュレーション教育は可能です．これを「模擬患者」といいます．模擬患者を活用したシミュレーションでは，模擬患者役が呼吸抑制やいびきを表現します．鎮静深度を評価するシートを用いて意識・呼吸・循環等を評価できます．バイタルサインが出るモニターを提示することでより臨場感を高めることができます．

　これはあくまでも鎮静トレーニングコースの1例です．皆さんの施設ではそれぞれの状況に合わせて開催していただければと思います．

☑ 多職種・多診療科でシミュレーションを行うことで鎮静医療
安全を創り出せる.

☑ 鎮静トレーニングコースは各施設・各部署でも開催可能.

☑ 鎮静トレーニングコースの気道管理は助けを呼ぶことと基本
的気道管理を重視している.

☑ 模擬患者を用いたシミュレーションで鎮静深度の評価が可能
になる.

☑ シナリオ前に鎮静計画を立案することで危険性の情報共有が
可能となる.

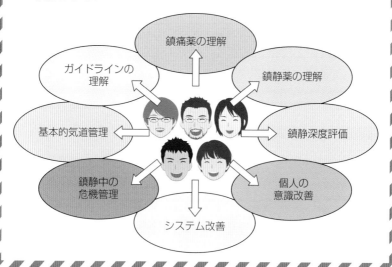

■**参考文献**

1) 讃岐拓郎. 歯科医師を対象とした鎮静シミュレーション・コースの開発と課題. 日臨麻会誌. 2014; 34: 259-63.
2) 植木隆介. 手術室看護師を含めたセデーションコースの運営と課題 —看護師に対する普及を考える—. 日臨麻会誌. 2014; 34: 269-74.
3) 藤原俊介. 手術室内で行う SED 実践セミナー（セデーショントレーニングコース）の意義. 麻酔. 2014; 63: 934-7.
4) 駒澤伸泰. 教育工学に基づいた鎮静トレーニングコース（SED 実践セミナー）の改良 - 模擬患者を用いた評価型シナリオの導入 -. 麻酔. 2017; 66: 996-1000.
5) 駒澤伸泰, 南敏明. 米国麻酔学会「処置目的の中等度鎮静に関するガイドライン 2018 年度版」の紹介. 臨床麻酔. 2018; 42: 721-9.

Memo

鎮静トレーニングコースの意義について,
気が付いたことを書き込みましょう

シミュレーショントレーニングの有効性

　シミュレーショントレーニングは，学修者は実際の医療現場を模した環境の中で，臨床に必要なスキルを身に着けることができます.

　シミュレーショントレーニングの効果は技術的なスキルの向上だけではなく，コミュニケーションや情報伝達等のノンテクニカルスキルにも役立ちます. また，シミュレーショントレーニングは，必ずしも蘇生のような人型マネキンを必要としません. カードを並べて，「もしこの状況でこの薬剤を投与したら？」というように，ディスカッションするのもシミュレーションです. 症例提示して，危険性や注意点を話し合うのもシミュレーションです. もちろん，模擬患者として鎮静患者を演じて，反応性の評価を訓練するのも有効です.

　シミュレーショントレーニングでは，デブリーフィングというプロセスが最も大切です. これは日本語でいうと「振り返りをしてしっかりと考える」ということでしょうか？あるシナリオや項目に関して，「こうすればより良かった」「次はこうしてみよう」と本人が気づくことが次からの臨床における行動変容につながります.

　シミュレーショントレーニングを行う際は，下記の2つに非常に注意すべきです.

- **基本的な知識がないとシミュレーションできないので事前学修は必須**
- **現実の臨床現場でない「物理的・心理的に安全な環境」であることを教育者も学修者も認識すること**

　是非とも皆様の施設でもシミュレーションを用いた鎮静トレーニング講習会を開催して医療安全向上に活用してください.

　さらに詳しく学びたい方は拙著「実践！医学シミュレーション教育」（東京: 中外医学社; 2019）を読んでいただけますと幸いです.

エピローグ

　院内での鎮静トレーニングが定期的に開催された後，讃岐医科大学は鎮静時の院内ガイドラインが策定されました．その**ガイドラインには，術前絶飲食指示，気道評価でいびきの有無などを問診するようにチェックリストができています．**鎮静に関する同意書も取得が始まりました．各鎮静を行う部屋には，波形表示型の SpO_2 モニタリングやカプノグラムが整備されました．鎮静開始前には，患者・部位確認だけでなく，鎮静リスクや処置のリスクに関するタイムアウトも行われるようになりました．さらに，回復室も設けられ，退室基準も策定されました．

　年間 2～3 件医療安全推進部に報告されていた鎮静時の呼吸停止もほとんどなくなり，今年は『小児 MRI の際の呼吸抑制に対し早期に緊急コールを行い，救命できた 1 例だけ』でした．医療従事者へのアンケートでは，「作業量は増えたけども鎮静時のストレスは大幅に軽減した」，というポジティブなものばかりでした．大学病院における鎮静医療安全に対するこのような試みは斬新であり，社会的にも非常に注目されました．

　中山先生，今度うちの病院，Joint Commission International（JCI）の認証を受けたのだって？

　そうだね，国際認証を受けることで，医療ツーリズムが活性化する JCI だよ．日本で数か所は認定されているけれども，多くの施設が鎮静医療安全で不適合になっているのだよ．

　讃岐医科大学病院は，問題なくパスできましたね．

　まあ，私立大学病院のフットワークの軽さを見事に出せた，というのが大きいかな．あとは全ての医療従事者が，医療安全

に理解があったのが大きいかな. 44歳以下の実動的医師のほとんどが麻酔科研修を受けており, カプノグラムとかモニタリングの意義を理解していたのが大きいかな？

　初期臨床研修の2年間は遠回りのように見えて, 実はチーム医療の推進や他診療科の理解に, 非常に有効だったと思うわ.

　そうだね. 同じ臓器の内科と外科はしばしば衝突するけれど, 初期臨床研修が開始され, 消化器外科志望者が消化器内科をローテーションするようになったね. そして, 外科と内科の理解が深まったのではないかな.

　そうそう, 黒澤先生がいつも言っているように, 多職種・多診療科連携の第一歩は, 相手のニーズと現状を知ることだね.

　中山先生は, いろいろな診療科をローテーションした経験と, 麻酔科の専門的知識で, 鎮静の医療安全を高めることができたのね.

　鎮静トレーニングコースを多職種で受講したおかげで, 共通認識ができました. 鎮静現場に関わる看護師だけでなく, 鎮静前や鎮静後のケアを行う病棟看護師からも「メカニズムがわかるので対応しやすい」と好評です.

　かくして, 中山先生, 国政師長と黒澤教授をはじめとする努力により, 鎮静医療安全は改善されていくのでした. さあ, 次は皆さんの施設や部署の番です.

　皆さんの施設の「鎮静医療安全を創る」のは皆さん自身です. 最後に, まとめとして下記のメッセージを残したいと思います.

〜鎮静は現代医療に必須です．鎮静なしでは行えない検査や処置もたくさん存在します．鎮静の医療安全向上は，個人が努力するだけでなく医療システムを多職種・多診療科が納得する形で変えていかないといけません．〜

日本の鎮静・鎮痛ガイドラインの例

- 日本呼吸療法学会，人工呼吸中の鎮静ガイドライン作成委員会．人工呼吸中の鎮静のためのガイドライン．2007.
- 日本歯科麻酔学会・日本歯科医学会．歯科診療における静脈内鎮静法ガイドライン改訂第2版．2017.
- 日本小児科学会・日本小児麻酔学会・日本小児放射線学会．MRI検査時の鎮静に関する共同宣言．2020.
- 日本消化器内視鏡学会・日本麻酔科学会．内視鏡診療における鎮静に関するガイドライン第2版．2020.
- 日本集中治療医学会 J-PAD ガイドライン作成委員会．集中治療における成人重症患者に対する痛み・不穏・せん妄管理のための臨床ガイドライン．2015.
- 認定病院患者安全推進協議会　検査・処置・手術安全部会．処置時の安全な鎮静 ── 鎮静中の観察や副作用への対応力を養う シミュレーショントレーニング第2版．2022.
- 日本麻酔科学会．安全な鎮静プラクティカルガイド　2022.（https://anesth.or.jp/files/pdf/practical_guide_for_safe_sedation_20220228.pdf）

JCOPY 498-05618

あ と が き

　さて，これで鎮静の医療安全に対する実況中継は終わりです．おそらく，この後，皆さんは，さまざまな成書や論文を読み込んで勉強していくと思います．この書が，鎮静管理の医療安全向上に対する多職種連携アプローチを開始するきっかけとなれば幸いです．

　私は，2011年より医学シミュレーション学会の先生方とともに米国麻酔学会の鎮静・鎮痛ガイドラインの翻訳を行いました．2012年から，シミュレーショントレーニングのスキルを用いて，鎮静トレーニングコースを奈良県立総合医療センター集中治療科の安宅一晃部長，ひだか総合病院羽場政法先生とともに開発，開催してきました．2024年現在1,500名以上の医師・看護師をはじめとする医療従事者に受講いただいています．

　この鎮静トレーニングコースを開催していて気付いたことは，「鎮静が行われる場所，診療科はさまざまであり，鎮静の医療安全向上には多職種間のコンセンサスが必要」ということです．すなわち，単独の診療科，職種だけが安全を唱えても安全性は向上しません．全ての職種・診療科が鎮静の危険性を認識し，多職種連携で「鎮静の医療安全を創る」ことが求められているのです．この本が各領域での鎮静医療安全の向上のお役に立てれば幸いです．

　また，この書籍は文部科学省による「ポストコロナ時代の医療人材養成拠点形成事業」である「～多様な山・里・海を巡り個別最適に学ぶ『多地域共創型』医学教育拠点の構築～」の一貫として行わせていただきました．この書籍が未来の地域医療を担う多職種の皆様による「鎮静医療安全」向上に少しでも役立てれば幸いです．

　このような実況中継形式の鎮静入門書の作成に関し，許可と監修をい

ただきました荻野祐一教授に心より感謝申し上げます．さらに，私の
様々なイラストや編集希望に我慢強くお付き合いいただきました中外医
学社企画部弘津香奈子様，編集部歌川まどか様にも心より御礼申し上げ
ます．

索 引

荻野祐一（おぎの　ゆういち）

経歴

1998 年群馬大学医学部卒業後，同附属病院麻酔科研修医，日本赤十字社医療センター，武蔵野赤十字病院などで研鑽を積み，2007 年群馬大学大学院麻酔神経科学専攻博士課程（三年次）修了，同年群馬大学医学部医学科助教，2016 年群馬大学医学部附属病院（麻酔・集中治療科）講師，2023 年香川大学医学部麻酔学講座教授（麻酔・ペインクリニック科診療科長）

資格・学会活動・役職等

（資格）日本専門医機構認定麻酔科専門医，日本麻酔科学会認定医・指導医，日本ペインクリニック学会専門医（学会活動）日本麻酔科学会，日本臨床麻酔科学会，日本集中治療学会，日本疼痛学会，日本口腔顔面痛学会，日本区域麻酔学会，日本心臓血管麻酔学会，日本神経麻酔集中治療学会（役職等）会員

研究テーマ

麻酔科学，疼痛学，ペインクリニック，神経科学，脳科学，スポーツ科学

駒澤伸泰（こまざわ　のぶやす）

経歴

2006 年大阪大学医学部卒業．宝塚市立病院，兵庫医科大学，兵庫県立がんセンターなどで研修．2013 年兵庫医科大学大学院卒業．2013 年より大阪医科大学附属病院医療技術シミュレーション室副室長（同・麻酔科学教室助教）．2015 年ハワイ大学医学部シミュレーションセンター（SimTiki）留学．2019 年大阪医科大学医学教育センター講師．2023 年より現職（香川大学医学部地域医療共育推進オフィス特命教授）．

資格・学会活動・役職等

日本麻酔科学会指導医，日本専門医機構認定麻酔科専門医，日本緩和医療学会専門医・指導医，日本ペインクリニック学会専門医，日本蘇生学会指導医，医学博士，日本医学シミュレーション学会理事・教育開発部会長，日本シミュレーション医療教育学会理事，The Certified Healthcare Simulation Educator® (Society for Simulation in Healthcare 公認)，日本医学教育学会認定医学教育専門家．

研究テーマ

臨床技能教育，多職種連携教育，地域医療教育，学修支援，医療安全教育，データサイエンス・AI 教育．

まずはここから　鎮静管理 実況中継!　ⓒ

発　行	2024年6月15日　初版1刷	
監修者	荻　野　祐　一	
著　者	駒　澤　伸　泰	
発行者	株式会社	中外医学社
	代表取締役	青　木　　滋

〒162-0805　東京都新宿区矢来町62
電　　話　　(03)3268-2701(代)
振替口座　　00190-1-98814番

印刷・製本/三和印刷(株)　　　　　　　＜KH・MU＞
ISBN978-4-498-05618-3　　　　　Printed in Japan